Bhawna Arora

Sedação Consciente

Bhawna Arora

Sedação Consciente

ScienciaScripts

Imprint

Any brand names and product names mentioned in this book are subject to trademark, brand or patent protection and are trademarks or registered trademarks of their respective holders. The use of brand names, product names, common names, trade names, product descriptions etc. even without a particular marking in this work is in no way to be construed to mean that such names may be regarded as unrestricted in respect of trademark and brand protection legislation and could thus be used by anyone.

Cover image: www.ingimage.com

This book is a translation from the original published under ISBN 978-613-9-92334-2.

Publisher:
Sciencia Scripts
is a trademark of
Dodo Books Indian Ocean Ltd. and OmniScriptum S.R.L publishing group

120 High Road, East Finchley, London, N2 9ED, United Kingdom
Str. Armeneasca 28/1, office 1, Chisinau MD-2012, Republic of Moldova, Europe
Printed at: see last page
ISBN: 978-620-5-72393-7

Copyright © Bhawna Arora
Copyright © 2023 Dodo Books Indian Ocean Ltd. and OmniScriptum S.R.L publishing group

CONTEÚDO

Introdução

As estratégias de gestão comportamental para pacientes pediátricos evoluíram muito ao longo das últimas 2 décadas, tendo as técnicas adversas como o exercício bucal de mão sobre mão e a restrição das vias respiratórias perdido uma popularidade considerável.1 À luz desta tendência, a sedação consciente é uma dimensão vital da odontologia pediátrica para as crianças que não cooperam para o tratamento num ambiente convencional. Inquéritos realizados a dentistas pediátricos em meados e finais dos anos 80 revelaram que 70 a 76% dos inquiridos utilizavam a sedação consciente. Um inquérito recente da Associação Americana de Médicos Dentistas Pediátricos descobriu um aumento do uso de sedação pelos dentistas pediátricos em 2000.4 A popularidade da sedação consciente entre os dentistas pediátricos é sublinhada pelos meios seguros e eficazes através dos quais os medicamentos sedativos podem ser utilizados quando os profissionais seguem as *Directrizes para o Uso Eletivo da Sedação Consciente, Sedação Profunda e Anestesia Geral em Odontopediatria.[1]*

DEFINIÇÕES (de acordo com <u>ADA</u> 19931 [2]

A. Sedação mínima (ansiolvsis) um estado induzido por drogas durante o qual os pacientes respondem normalmente a comandos verbais. Embora a função cognitiva e a coordenação possam ser prejudicadas, as funções ventilatórias e cardiovasculares não são afectadas.

B. Sedação/analgesia moderada ("sedação consciente") Uma depressão da Consciência induzida por drogas durante a qual os pacientes respondem propositadamente a comandos verbais, quer sozinhos, quer acompanhados de um leve estímulo táctil. Não são necessárias intervenções para manter uma via aérea patente, e a ventilação espontânea é adequada. A função cardiovascular é normalmente mantida.

C. Sedação profunda/analgesia: Uma depressão de consciência induzida por drogas, durante a qual os pacientes não podem ser facilmente despertados mas respondem propositadamente após estímulos repetidos ou dolorosos. A capacidade de manter independentemente a função ventilatória pode ser prejudicada. Os pacientes podem necessitar de assistência para manter uma via aérea patente e a ventilação espontânea pode ser inadequada. A função cardiovascular é normalmente mantida.

D. Anestesia Consiste em anestesia geral e raquianestesia ou anestesia regional importante.

Não inclui anestesia local. A anestesia geral é uma perda de consciência induzida por medicamentos, durante a qual os pacientes não são excitáveis, mesmo por estimulação dolorosa. A capacidade de manter independentemente a função ventilatória é frequentemente prejudicada. Os pacientes requerem frequentemente assistência na manutenção de uma via aérea patente e a ventilação por pressão positiva pode ser necessária devido a ventilação espontânea deprimida ou depressão da função neuromuscular induzida por medicamentos. A função cardiovascular pode ser prejudicada.

História da sedação consciente

É difícil identificar os inícios históricos da sedação. O uso de álcool como narcoléptico é mencionado no antigo testamento da Bíblia e há provas de que os opiáceos naturais eram utilizados há mais de 2.000 anos no mundo oriental. A sedação moderna, contudo, evoluiu ao longo dos últimos cem anos. No século anterior, a prática da própria anestesia tinha sido descoberta e popularizada. Isto seguiu-se à descoberta do óxido nitroso por Joseph Priestley em 1772, que ele próprio descreveu os efeitos produzidos como "uma experiência altamente agradável" e "excitante". Cerca de 20 anos mais tarde Humphrey Davy observou as propriedades analgésicas do óxido nitroso e sugeriu que este seria adequado para utilização em procedimentos cirúrgicos. A sua proposta foi largamente ignorada até Horace Wells, um cirurgião dentista em Connecticut, EUA, mandar extrair um dente sob óxido nitroso. Se o efeito que obteve originalmente era anestesia ou "analgesia relativa" pode nunca ser conhecido com certeza. No entanto, uma vez que ele empregou a técnica em si próprio antes de a utilizar em pacientes, podia assumir-se que o efeito era de sedação e não de anestesia. Historicamente, vários medicamentos intravenosos também têm sido utilizados para sedação. Muitos dos agentes 'sedação' originais eram realmente drogas anestésicas gerais utilizadas em doses menores para tentar produzir um estado de sedação. As drogas incluíam cocktails como a fenobarbitona, petidina e escopolamina (a técnica Jorgensen, nome dado ao professor dinamarquês/americano, Niels Jorgensen). Outra técnica foi popularizada pelo falecido Stanley Drummond-Jackson e envolvia dar (alegadamente) subanestésico, doses múltiplas da methohexitona barbitúrica para induzir o "sono crepuscular". A tiopentona, um anestésico de barbiturato semelhante mas ligeiramente mais potente, também tem sido utilizada a este respeito. Escusado será dizer que a fronteira entre sedação e anestesia era tão estreita que os percalços eram inevitáveis e a prática da methohexitona intermitente foi largamente interrompida no início dos anos 70, após um ou dois episódios fatais. O problema continuava a ser que a distinção entre sedação e anestesia geral com todos estes agentes e técnicas era extremamente estreita e, por conseguinte, tinham uma margem de segurança muito fina.

A anestesia acidental com todos os perigos que a acompanham não era incomum.

O facto de a prática de sedação ter substituído largamente a prática anestésica no Reino Unido, deveu-se em grande parte à síntese de uma classe de drogas agora amplamente conhecida como as benzodiazepinas. A primeira destas, a clordiazepóxido, foi sintetizada em 1956, mas foi a introdução do diazepam, Valium®, nas formas oral e parenteral, que anunciou a chegada da sedação segura. O desenvolvimento contínuo de medicamentos e técnicas de sedação tem progredido de forma constante nos últimos 50 anos. A síntese das várias benzodiazepinas, como o midazolam, tem sido acompanhada de extensa pesquisa sobre o seu modo de acção, o que é discutido mais tarde. A outra área de desenvolvimento tem-se centrado nas possibilidades de sedação reversível. A anestesia geral moderna assenta fortemente em tais técnicas e tem-se revelado extremamente eficaz na regulação da profundidade e duração da anestesia. A introdução do flumazenil (Anexate®), um agente reversível para as outras benzodiazepinas, representa um primeiro passo potencial ao longo desta via.

Os recentes desenvolvimentos em matéria de sedação centraram-se na possibilidade de utilizar a administração controlada pelo paciente e o uso de propofol. Este derivado inerte do fenol é um excelente agente anestésico intravenoso, mas em teoria deve sofrer das mesmas objecções levantadas na administração de methohexitona intermitente. No entanto, o advento da analgesia controlada pelo paciente no controlo da dor pós-operatória após a cirurgia levantou a possibilidade de mecanismos semelhantes poderem ser adaptados para utilização em cirurgia dentária. Resta saber se alguma vez serão adequados para utilização por um único operador-sedador; no momento actual, tal aplicação não pode ser considerada admissível devido ao desenvolvimento de regulamentos e directrizes que afectam a prática da sedação.

- 1844 - Os poços de Horace tiveram um dos seus dentes extraído sob anestesia N2O

- 1868 - Edmund Andrews demonstrou que a mistura de 20% de O2 e 80% de N20 era satisfatória para uma anestesia segura e eficaz.

- 1881 - N2O foi usado pela primeira vez como analgésico durante o nascimento de uma criança em São Petersburgo

- 1889 - O N2O foi utilizado para fornecer analgesia em odontologia em Liverpool.

- 1940s - Harry Langa usava o termo analgesia relativa

- 1945 - Niels Jorgensen utilizou a sua técnica na qual utilizou um cocktail de agentes intravenosos como pré-medicação e L.A. para procedimentos dentários

- 1966 - O diazepam I.V. foi utilizado pela primeira vez para fornecer sedação dentária

- 1983 - O midazolam I.V. foi utilizado como sedativo dentário

- 1988 - Foi introduzido o Flumazenil I.V.

- 1990 - Foi introduzido o propofol I.V.

Etapas da Anestesia Geral [4]

Desde que a anestesia geral se tornou amplamente utilizada no final de 1846, a avaliação da profundidade anestésica foi um problema. Para determinar a profundidade da anestesia, o anestesista depende de uma série de sinais físicos do paciente. Em 1847, John Snow (1813-1858) e Francis Plomley tentaram descrever várias fases da anestesia geral, mas Guedel em 1937 descreveu um sistema detalhado que foi geralmente aceite

Esta classificação foi concebida para a utilização de um único agente anestésico inalatório, o éter dietílico (geralmente referido como simplesmente "éter"), em pacientes que eram normalmente pré-medicados com morfina eatropina. Nessa altura, os agentes anestésicos intravenosos ainda não eram de uso comum, e os medicamentos de bloqueio neuromuscular não eram de todo utilizados durante a anestesia geral. A introdução de agentes bloqueadores neuromusculares (tais como succinilcolina e tubocurarina) alterou o conceito de anestesia geral, uma vez que podia produzir paralisia temporária (uma característica desejada para cirurgia) sem anestesia profunda. A maioria dos sinais da classificação de Guedel depende dos movimentos musculares (incluindo os músculos respiratórios), e os sinais clínicos tradicionais dos pacientes paralisados já não eram detectáveis quando tais drogas eram utilizadas. Desde 1982, o éter não é utilizado nos Estados Unidos.[7] Agora, devido ao uso de agentes de indução intravenosa com relaxantes musculares e descontinuação do éter, a classificação de Guedel é considerada obsoleta. A profundidade da anestesia geral pode agora ser estimada utilizando aparelhos como o monitor BIS,[5] no entanto, a utilização da monitorização BIS continua a ser controversa.

FASES DA ANESTESIA

Fase I (fase de analgesia ou desorientação): desde o início da indução da anestesia geral até à perda de consciência.

Fase II (fase de excitação ou delírio): desde a perda de consciência até ao início da respiração automática. O reflexo dos cílios desaparece, mas outros reflexos permanecem intactos e podem ocorrer tosse, vómitos e lutas; a respiração pode ser irregular com a retenção da respiração.

Fase III (fase da anestesia cirúrgica): desde o início da respiração automática até à paralisia respiratória. Está dividida em quatro planos:

- *Avião I* - desde o início da respiração automática até à cessação dos movimentos oculares. O reflexo da pálpebra perde-se, o reflexo de deglutição desaparece, pode ocorrer um movimento ocular marcado mas o reflexo conjuntivo perde-se no fundo do plano

- *Plano II* - desde a cessação dos movimentos oculares até ao início da paralisia dos músculos intercostais. O reflexo laríngeo perde-se embora a inflamação do tracto respiratório superior aumente a irritabilidade reflexa, o reflexo da córnea desaparece, a secreção de lágrimas aumenta (um sinal útil de anestesia ligeira), a respiração é automática e regular, o movimento e a respiração profunda como resposta à estimulação cutânea desaparece.

- *Plano III* - do início à conclusão da paralisia muscular intercostal. A respiração diafragmática persiste, mas há paralisia intercostal progressiva, as pupilas dilatadas e o reflexo luminoso é abolido. O reflexo laríngeo perdido no plano II ainda pode ser iniciado por estímulos dolorosos decorrentes da dilatação do ânus ou do colo do útero. Este era o plano desejado para a cirurgia quando os relaxantes musculares não eram utilizados.

- *Plano IV* - desde a paralisia intercostal completa à paralisia diafragmática (apneia).

Etapa IV: desde a paragem da respiração até à morte. A overdose anestésica causa paralisia medular com paragem respiratória e colapso vasomotor. As pupilas estão amplamente dilatadas e os músculos estão relaxados.

Em 1954, Joseph F. Artusio dividiu ainda mais a primeira fase da classificação de Guedel em três planos.

- 1º plano O paciente não sofre de amnésia ou analgesia

- 2º plano O paciente é completamente amnésico mas sofre apenas de analgesia parcial

  - 3rd plano O paciente tem amnésia e analgesia completas

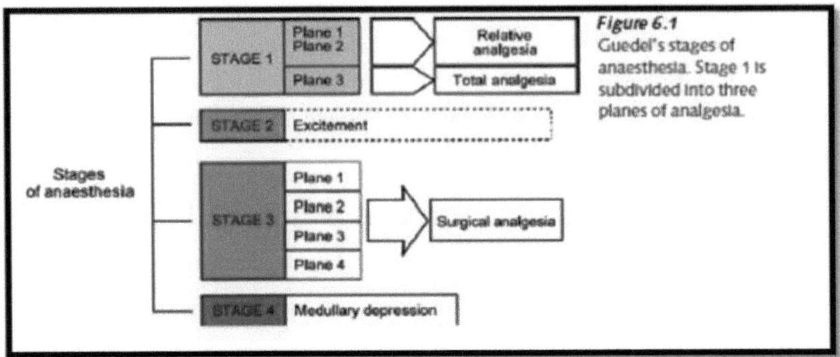

Fora destas fases, a **fase 1 é considerada como a fase de sedação consciente**.

Também carnow em 1969 descreveu quatro planaltos em analgesia:

I planalto: as reponsabilidades características dos pacientes são formigueiros nos dedos das mãos e dos pés e, por vezes, em todo o corpo.

II planalto: planalto vasomotor - sensações quentes

III planalto: planalto de deriva - euforia com as pupilas centralmente fixadas e a sensação de deriva ou flutuação

Planalto IV: - planalto dos sonhos: olhos do paciente geralmente fechados e há dificuldade em falar.

FASE DA ANALGESIA (SEDAÇÃO CONSCIENTE)

* Começa com a administração de um medicamento depressivo do SNC e continua com a perda de consciência.

* O paciente permanece consciente

* Depressão do córtex cerebral

* Ausência de dor

* A respiração é normal.

* Os movimentos oculares são normais.

* Reflexos protectores intactos.

* A amnésia pode ou não estar presente.

Sinal objectivo para indicar a transição da fase I para a fase II é Eyelid Reflex

* O suave toque dos cílios provoca o fecho da tampa no paciente consciente. A falta de entrada desta resposta é normalmente usada para denotar a entrada do paciente na fase II da anestesia.

* No entanto, alguns pacientes. em fase não mantêm o reflexo palpebral. Seguem-se as directrizes para a sedação consciente[9]

Apêndice I. Modelo de Definições e Características para Níveis de Sedação e Anestesia Geral			
	Sedação mínima	Sedação moderada	Sedação profunda	Anestesia geral
Objectivo	Diminuir ou eliminar a ansiedade; facilitar capacidade de reacção.	Diminuir ou eliminar a ansiedade; facilitar capacidade de reacção. Os pacientes mais jovens mostram comportamentos adequados à idade, incluindo o choro; os pacientes mais velhos demonstram estado interactivo.	Eliminar a ansiedade; capacidades de lidar com a ansiedade não afectadas e anuladas. O paciente mal-agitado, mas pode responder a estímulos propositados.	Eliminar a actividade sensorial e motora esquelética; actividade autonómica deprimida.

Capacidade de resposta do paciente	Subjectivamente, o paciente pode sentir e/ou expressar menos ansiedade sobre o procedimento clínico em comparação com os períodos de pré-análise. Objectivamente, o paciente pode parecer mais calmo, menos manifestamente sensível aos estímulos clínicos, e propositadamente interactivo com o clínico em comparação com os períodos de pré-edação.	Subjectivamente, o paciente pode sentir e/ou expressar menos ansiedade sobre o procedimento clínico, em comparação com os períodos de pré-análise. Objectivamente, o paciente pode parecer menos tenso, conhecedor, mas menos manifestamente sensível aos estímulos clínicos, e propositadamente interactivo com o clínico, em comparação com os períodos de pré-estudo. O paciente, se comportamental e cognitivamente cooperante, deve ser capaz de mover a sua cabeça e/ou mandíbula de forma independente, segundo as instruções do clínico e ajudar a manter uma patência óptima das vias aéreas.	Subjectivamente, o paciente pode sentir e/ou expressar sentimentos de ansiedade limitados ou nenhuns associados ao procedimento clínico. Objectivamente, o paciente pode parecer muito relaxado, não conhecedor e minimamente ou não responsivo aos estímulos clínicos, e não interactivo com o clínico em qualquer altura. O paciente não seria capaz de mover independentemente a sua cabeça e/ou mandíbula para manter uma patência óptima das vias aéreas consistente com a situação clínica. Nestas circunstâncias, o paciente requer monitorização contínua das vias aéreas e assistência contínua do clínico (por exemplo, inclinação da cabeça, procedimento de elevação do queixo).	Inconsciente e sem resposta aos estímulos cirúrgicos.
Alterações fisiológicas	O paciente permanece estável e dentro de normas de idade e estado de saúde adequadas para parâmetros envolvendo funções	O paciente permanece estável e dentro de normas de idade e estado de saúde adequadas para parâmetros envolvendo funções	O paciente permanece estável e quer mínima ou moderadamente abaixo das normas de idade e estado de saúde do paciente para funções hemodinâmicas,	Perda parcial ou completa dos reflexos protectores, incluindo as vias aéreas; não responde

	hemodinâmicas, ventilação e oxigenação. Sem perda de reflexos protectores.	de hemodinâmicas, de ventilação e oxigenação. Sem perda de reflexos protectores.	de ventilação e de oxigenação. Acompanhado de perda parcial ou completa dos reflexos de protecção.	de propositadamente ao comando verbal ou ao estímulo físico.
Pessoal necessário	2	2	*3*	3
Equipamento de monitorização	Observação clínica, a menos que o paciente se torne moderadamente sedado, sendo então necessária uma monitorização apropriada.	BPC, PO; PC ou capno.	BPC, PO, PC, capno, ECG.	BPC, PO, PC, capno, ECG, temp.
Informação e frequência de monitorização	Cor da pele, esforço respiratório (contínuo).	HR, RR, BP, SaO, (ql5m).	HR, RR, BP, SaO$_2$, ETCO$_2$, EC (q5m).	HR, RR, BP, SaO2>, ETCO$_2$, temp, EC (qjm).

BP=pressão sanguínea; BPC= cufflsphygmomanometer de pressão sanguínea; capno=capnógrafo/monitor de dióxido de carbono das marés; EC= condutividade eléctrica como demonstrado no ECG; ECG=electrocardiógrafo; ETCO= dióxido de carbono das marés; temp=temperatura; HR=taxa de coração; O= oximetria de pulso; PC=precordial/pretraquealestetoscópio; RR taxa respiratória; Sa0 = saturação de oxigénio.

Objectivos da sedação consciente

1. O medo ou a ansiedade são diminuídos.

2. O estado de espírito do paciente deve ser alterado.

3. O paciente deve permanecer cooperativo

4. O limiar da dor deve ser elevado

5. Todos os reflexos protectores devem permanecer activos

6. Deve haver apenas pequenos desvios nos sinais vitais dos pacientes

7. Pode haver um grau de amnésia.

Objectivos Pediátricos de Sedação

Os objectivos da sedação moderada incluem:

1. Proporcionar uma gestão segura e eficaz dos cuidados ao paciente quando é necessária uma sedação moderada para procedimentos diagnósticos e terapêuticos.

2. Para minimizar o desconforto físico e a dor.

3. Minimizar as respostas psicológicas negativas ao tratamento, fornecendo analgesia.

4. Para controlar o comportamento.

Directrizes para a Sedação[5]

Os sedativos são geralmente administrados ao doente pediátrico para obter a cooperação do doente. Os bebés são particularmente vulneráveis aos efeitos adversos dos sedativos no impulso respiratório, na patência das vias respiratórias e nos reflexos protectores. Independentemente do nível pretendido de sedação ou da via de administração, a sedação de um paciente representa um contínuo, e pode resultar na perda dos reflexos protectores do paciente; um paciente pode passar facilmente de um nível leve de sedação para a obtundação. Uma vez que pode ocorrer sedação profunda após a administração de sedativos em qualquer criança, o fornecedor credenciado deve ter as competências e o equipamento necessários para gerir com segurança os pacientes sedados.

Devem ser seguidos os seguintes princípios para a utilização de sedação moderada de crianças:

1. O paciente deve ser submetido a uma avaliação médica documentada, para incluir a atribuição da pontuação da classificação de pacientes da ASA e um exame focalizado das vias aéreas. O historial deve centrar-se na identificação dos factores de risco que aumentam a sensibilidade aos sedativos ou medicamentos analgésicos, pacientes em risco de complicações cardiopulmonares ou dificuldades na gestão de complicações, caso estas surjam. O exame físico deve ser minucioso, mas as vias aéreas, respiratórias e cardíacas são enfatizadas.

2. Deve haver um intervalo adequado de jejum antes da sedação, se necessário.

3. As crianças não devem receber medicamentos sedativos ou ansiolíticos sem a supervisão de pessoal médico especializado.

4.   Os medicamentos sedativos e ansiolíticos só devem ser administrados por ou na presença de indivíduos qualificados em gestão de vias aéreas e reanimação cardiopulmonar.

5.   A idade e o tamanho do equipamento adequado e os medicamentos apropriados para sustentar a vida devem ser verificados antes da sedação e estar imediatamente disponíveis.

6.   Todos os pacientes sedados para um procedimento devem ser continuamente monitorizados com um monitor cardíaco e oximetria de pulso.

7.   Um indivíduo deve ser especificamente designado para monitorizar o estado cardiorrespiratório do paciente durante e após o procedimento.

8.   Devem ser utilizados critérios específicos de alta quando se descarrega um paciente em casa após a administração de sedação. Os bebés prematuros com menos de 50 semanas de idade pós-conceptual devem permanecer hospitalizados por oximetria de pulso com frequência cardíaca durante 24 horas após o procedimento.

AVALIAÇÃO FÍSICA E PSICOLÓGICA

METAIS:

STRESS FÍSICO

STRESS PSICOLÓGICO

MODIFICAÇÕES DE TRATAMENTO

PSIQUOSEDAÇÃO

TÉCNICA DE SEDAÇÃO

QUAISQUER CONTRA-INDICAÇÕES

AVALIAÇÃO FÍSICA

- HISTORIAL MÉDICO

- EXAME FÍSICO

Avaliação dos pacientes

Uma cuidadosa avaliação pré-sedação irá optimizar a segurança e eficácia da sedação. A selecção e avaliação dos pacientes é um pré-requisito essencial para o sucesso do tratamento subsequente sob sedação consciente. A avaliação proporciona uma oportunidade de obter informações relevantes do paciente para determinar a adequação tanto para a sedação como para o tratamento dentário. Permite ao paciente discutir o seu tratamento com o clínico e que ambos estabeleçam uma relação mútua. Isto é de particular importância para pacientes gravemente ansiosos que possam ter perdido a confiança com o ambiente dentário através de experiências negativas anteriores. Tais pacientes precisam de ser geridos com cuidado e tranquilidade para recuperarem a sua confiança e cooperação. Este capítulo considerará todos os aspectos do processo de avaliação e discutirá a relevância de certas condições médicas na administração de sedação consciente.

PROCESSO DE AVALIAÇÃO

Configuração

Sempre que possível, deve ser marcada uma consulta específica para a avaliação pré-operatória separada do dia do tratamento. O ideal seria que esta visita tivesse lugar num ambiente não clínico, e portanto não ameaçador. É importante criar um ambiente calmo e relaxado para ajudar a tranquilizar os pacientes e a pô-los à vontade.

História

A sequência aceite de recolha da história, seguida de exame não é diferente da avaliação de qualquer paciente, mas deve ser dada especial ênfase à necessidade de sedação, às razões para o tratamento sob sedação e à aptidão do paciente para receber sedação. Só quando toda esta informação estiver disponível é que um plano de tratamento individual pode ser formulado. É também importante obter informação indirecta sobre os pacientes a partir da forma como respondem ao interrogatório e, ainda mais importante, a partir do exame inicial. O historial deve incluir pormenores sobre a natureza da ansiedade dentária do paciente, dificuldades particulares no tratamento dentário, por exemplo, um reflexo de mordaça, o historial dentário passado e sintomas dentários actuais, um historial médico completo e informação sobre circunstâncias sociais. O historial médico é a parte mais importante da história e será coberto com algum pormenor.

1. Natureza da ansiedade dentária

É importante determinar desde o início a natureza da ansiedade do paciente. Algumas pessoas estão ansiosas de "odontologia" como um todo, enquanto outras têm uma ansiedade específica sobre "coisas na boca" ou "a broca dentária" ou "injecções dentárias" ou "ter um dente arrancado". A base subjacente a muitos destes estímulos de ansiedade é frequentemente o medo de 'dor'. Infelizmente, a medicina dentária sempre teve uma estreita associação com a dor e a possibilidade de tratamento dentário sem dor pode ser um conceito muito difícil de aceitar pelos pacientes ansiosos. A extensão da ansiedade dentária pode variar desde uma leve apreensão até à verdadeira fobia. Muitos pacientes fóbicos nunca chegam realmente à cirurgia. Aqueles que o fazem, podem apresentar uma dentição pobre para conservação de rotina e são muito diferentes do paciente que tem uma dentição excelente, mas está ansioso por se submeter à cirurgia de terceiro molar. É importante tentar medir o grau de ansiedade, e pode ser útil perguntar ao paciente sobre os seus medos e preocupações sobre a visita dentária. Isto pode ajudar a quebrar o gelo e conduzirá a discussão na direcção certa sem provocar indevidamente emoções sensíveis. No caso de medo de 'injecções' ou 'agulhas', o paciente deve ser perguntado se se trata de um medo geral ou apenas específico da medicina dentária. Muitos pacientes têm medo de injecções orais, mas aceitarão uma injecção no braço. Uma verdadeira fobia à agulha contra-indicará o uso de sedação intravenosa sem alguma forma de pré-medicação, agente anestésico tópico ou terapia de dessensibilização cognitiva.

2. *História dentária*

Um conhecimento detalhado da história dentária passada é essencial para planear o tratamento dentário e determinar a aptidão para receber tratamento sob sedação. O historial dentário deve determinar os detalhes do motivo pelo qual o paciente está a ser considerado para receber tratamento sob sedação. Se o paciente estiver dentalmente ansioso, então deve ser anotado um historial de quando ele ou ela ficou ansioso pela primeira vez. Para muitos pacientes isto terá começado com uma má experiência na infância, mas para outros o início da sua ansiedade pode ter sido mais recente, por exemplo, na sequência de uma extracção traumática. Os pacientes afirmam frequentemente que estavam bastante contentes por receberem tratamento de rotina até que um dentista específico os magoasse durante o tratamento, o que os tornava subsequentemente ansiosos por voltarem a assistir ao tratamento. Também se deve procurar informação sobre quando (ou mesmo se) o paciente foi submetido pela última vez a um tratamento dentário de rotina e o tipo de odontologia recebida. É útil descobrir se o doente recebeu previamente sedação, que tipo de sedação foi esta e como se sentiram em relação a ela. Finalmente, os pacientes devem ser questionados sobre as suas preocupações acerca dos seus dentes, como se sentem acerca da sua saúde e do aspecto da sua dentição, as suas aspirações futuras e quaisquer sintomas dentários actuais. Toda esta informação deve então ser compilada e utilizada para o planeamento do tratamento.

3. *História médica*

O objectivo da anamnese é determinar a aptidão do paciente para se submeter a sedação e é o factor mais importante a considerar durante a avaliação. O historial médico completo deve ser tomado da mesma forma que para qualquer paciente que se apresente para tratamento dentário, mas deve ser feita uma menção especial às doenças cardiovasculares, respiratórias, hepáticas e renais. Detalhes completos da actual terapia medicamentosa alertarão o dentista para potenciais interacções medicamentosas e podem revelar condições não reveladas. Os doentes nos extremos da faixa etária, as mulheres grávidas e os doentes com deficiências e deficiências merecem uma consideração especial em relação à sedação. Um questionário de historial médico pode ser útil para assegurar que todas as áreas são cobertas e pode fornecer indicações para mais interrogações.

Avaliação da aptidão para a sedação

Um meio útil de estimar a aptidão para a sedação é utilizar o sistema de classificação introduzido pela Sociedade Americana de Anestesiologistas (ASA). Neste sistema, os pacientes são atribuídos a graus específicos de acordo com o seu estado médico e risco operacional (ou de sedação). A classificação utiliza seis graus, como se segue:

ASA I Pacientes normais saudáveis

ASA II Pacientes com doença sistémica ligeira

ASA III Pacientes com doença sistémica grave que é limitadora mas não incapacitante

ASA IV Pacientes com doença incapacitante que constitui uma ameaça constante à vida

ASA V Moribund doentes não devem viver mais de 24 horas

ASA VI - Um doente declarado em morte cerebral cujos órgãos estão a ser removidos para fins de doação.[6]

Estas definições aparecem em cada edição anual do Guia do Valor Relativo da ASA. *American Society of Anesthesiologists, 14 de Janeiro de 2003*

ASA I: Os pacientes avaliados como ASA classe I são **ideais para receberem sedação consciente**. Representam o risco mais baixo e podem ser tratados com segurança na prática dentária geral. Contudo, a possibilidade de problemas médicos não diagnosticados deve ser sempre tida em conta, mesmo em pacientes aparentemente saudáveis.

ASA II: Os doentes com ASA classe II têm uma doença sistémica ligeira. Exemplos podem incluir asma bem controlada, diabetes controlada pela dieta ou hipertensão ligeira. Para além dos verdadeiros doentes com ASA II, é também sensato incluir aqueles que estão extremamente ansiosos com o tratamento dentário. Os pacientes extremamente nervosos têm níveis elevados de adrenalina endógena em circulação e são mais propensos a complicações durante a sedação. Os doentes com ASA II apresentam um risco mais elevado mas, com as devidas precauções, muitos são também adequados para tratamento sob sedação na prática dentária.

ASA III: Os indivíduos da classe ASA III representam um grupo que apresenta uma escolha difícil no que diz respeito à sedação. Este grupo inclui pacientes com, por exemplo, angina estável, epilepsia bem controlada, bronquite crónica, insuficiência cardíaca congestiva ou diabetes insulino-dependente bem controlada. Estes pacientes têm uma doença sistémica grave mas controlada, que pode limitar a actividade normal mas que não é incapacitante. O uso de sedação para reduzir o stress fisiológico e psicológico pode ser muito benéfico para esta categoria de pacientes e pode muito bem reduzir o risco de uma exacerbação aguda da condição médica durante o tratamento dentário. No entanto, tais pacientes apresentam um risco acrescido e a maioria deles deve ser encaminhada para um ambiente especializado onde exista apoio extra. Para além dos verdadeiros pacientes ASA III, é também sensato incluir neste grupo pacientes que não têm doença sistémica, mas que têm um elevado índice de massa corporal (mais de 35) ou que têm mais de 65 anos de idade. Os pacientes com um sobrepeso significativo podem ter uma capacidade respiratória reduzida e as pessoas mais velhas são geralmente mais sensíveis aos agentes sedantes e os seus processos fisiológicos são mais lentos. *ASA IV*: ASA classe IV representa pacientes que têm uma doença sistémica grave que ameaça a vida. Exemplos incluem pacientes que tiveram um enfarte recente do miocárdio, diabetes descontrolado, epilepsia descontrolada ou enfisema grave que requer oxigenoterapia. As pessoas nesta categoria devem normalmente ser tratadas numa instituição hospitalar de dia anestesiada, onde se encontra disponível apoio médico e anestésico completo.

ASA V: Para pacientes com ASA classe V, que são moribundos, apenas o tratamento de emergência seria alguma vez fornecido. Tais pacientes podem ser sedados por razões médicas, mas raramente com o objectivo de fornecer tratamento dentário. É importante notar que a classificação da ASA não é infalível, e há alguma sobreposição entre categorias.

No entanto, representa um meio relativamente simples de determinar o risco de sedação. Por conseguinte, é essencial avaliar os doentes numa base individual tendo em consideração todos os elementos da sua história médica e social. Pode ser difícil classificar pacientes com múltiplas condições, por exemplo, um paciente ligeiramente asmático que tenha uma diabetes bem controlada. Quando qualquer condição se enquadra no grupo ASA mais elevado, tal deve ser registado como o seu estado físico e o paciente tratado em conformidade. Desta forma, o risco para o doente é reduzido e o tratamento dentário pode ser fornecido de forma segura e eficaz.

Exame físico[7]

- Monitorização de sinais vitais

- Inspecção visual do paciente

- Palpação e percussão

- Auscultação

Geral

Os médicos devem avaliar o tipo e a gravidade dos problemas médicos subjacentes. Estes podem ser quantificados com a classificação do estado físico da ASA, utilizada para a estratificação do risco pré-operatório. Embora a maioria da sedação e analgesia processual seja de pacientes saudáveis (ASA classe I e II), os dados sugerem que poderia ser segura para pacientes com comorbidade (ASA classe III). Os medicamentos e alergias actuais devem ser verificados e devem ser feitas investigações sobre experiências adversas anteriores com sedação e analgesia ou anestesia processual.

Via aérea

As vias respiratórias devem ser inspeccionadas para detectar anomalias que possam prejudicar a gestão das vias respiratórias ou limitar a mobilidade do pescoço (por exemplo, obesidade grave, pescoço curto, mandíbula pequena, amígdalas obstrutivas, língua grande, trismo).

Cardiovascular

A auscultação cardíaca deve ser feita para avaliar a existência de anomalias. Para pacientes com doenças cardiovasculares conhecidas, o seu grau de reserva deve ser notado, uma vez que a maioria dos fármacos para sedação e analgesia processual pode causar vasodilatação e hipotensão.

Respiratório

A auscultação pulmonar deve ser feita para avaliar a doença pulmonar activa, especialmente doença pulmonar obstrutiva e infecções respiratórias superiores activas.39 Numa série de 136 929 pacientes submetidos a anestesia inalatória, o risco de desenvolver laringoespasmo era 5-5 vezes maior para crianças com uma infecção respiratória superior e 3-7 vezes maior para aqueles com asma activa do que para pacientes sem doenças respiratórias intercorrentes no momento da cirurgia.40 Embora continue por provar se estes mesmos riscos aumentados extrapolam para sedação e analgesia processual, deve ser feita uma avaliação cuidadosa do risco-benefício para essas crianças.

Gastrointestinal

O tempo e a natureza da última ingestão oral devem ser avaliados. Para procedimentos eletivos, a ASA recomenda um jejum de 2-3 h para líquidos claros e 4-8 h para sólidos e líquidos não claros. Apesar desta recomendação, reconhecem que "a literatura fornece dados insuficientes para testar a hipótese de que o jejum pré-procedimento resulta numa diminuição da incidência de resultados adversos". Para procedimentos urgentes ou emergentes, quando as directrizes da ASA são difíceis de alcançar, o potencial de aspiração pulmonar deve ser equilibrado com o tempo do procedimento e a profundidade necessária da sedação.6,8,9 Grandes estudos prospectivos de sedação e analgesia processual não conseguiram mostrar qualquer associação entre o jejum e os efeitos adversos.

Hepática e renal

As implicações do metabolismo retardado ou da excreção de medicamentos para sedação e analgesia em bebés com menos de 6 meses de idade e na presença de anomalias hepáticas ou renais devem ser cuidadosamente avaliadas.

Equipamento e monitorização mecânica

A utilização de monitorização mecânica aumentou consideravelmente a segurança da sedação e analgesia dos procedimentos. A oxigenação contínua (oximetria de pulso com sinal sonoro), ventilação (capnografia), e hemodinâmica - pressão arterial e ECG - podem ser todas monitorizadas de forma não invasiva em pacientes que respiram espontaneamente. A oximetria de pulso não é um substituto para a monitorização da ventilação, uma vez que existe um tempo de atraso variável (dependendo da idade, estado físico e utilização de oxigénio suplementar) entre o início da hipoventilação ou apneia e uma alteração da saturação de oxigénio.

Oximetria de pulso

História

Em 1935, Matthes desenvolveu o primeiro medidor de saturação O2 de 2 comprimentos de onda com filtros vermelhos e verdes, mais tarde mudado para filtros vermelhos e infravermelhos. Este foi o primeiro dispositivo a medir a saturação de O2. Em 1949, Wood adicionou uma cápsula de pressão para espremer o sangue para fora do ouvido, a fim de obter o valor zero, num esforço para obter o valor absoluto da saturação de O2 quando o sangue era readmitido. O conceito é semelhante ao da oximetria de pulso convencional actual, mas era difícil de implementar devido a fotocélulas instáveis e fontes de luz. Este método não é utilizado clinicamente. Em 1964 Shaw montou o primeiro oxímetro de orelha de leitura absoluta, utilizando oito comprimentos de onda de luz. Comercializado pela Hewlett Packard, a sua utilização foi limitada às funções pulmonares e aos laboratórios do sono devido ao custo e tamanho. A oximetria de pulso foi desenvolvida em 1974, por Takuo Aoyagi e Michio Kishi, bioengenheiros, em Nihon Kohden, utilizando a relação de absorção de luz vermelha para infravermelha dos componentes pulsantes no local de medição. Susumu Nakajima, cirurgião, e os seus associados testaram pela primeira vez o dispositivo em pacientes, relatando-o em 1975. Foi comercializado pela Biox em 1981 e pela Nellcor em 1983. Em 1987, o padrão de cuidados para a administração de um anestésico geral nos EUA incluía a oximetria de pulso. Em 2009, o primeiro oxímetro de pulso de ponta de dedo activado Bluetooth- do mundo foi introduzido pela Nonin Medical, permitindo aos clínicos monitorizar remotamente os pulsos dos pacientes e os níveis de saturação de oxigénio.

Princípios físicos do oxímetro

- A hemoglobina oxigenada (HbO2) e a hemoglobina desoxigenada (Hb) têm espectros de absorção diferencial.

- A um comprimento de onda de 660 nanómetros (nm) (luz vermelha), o HbO2 absorve menos do que o Hb, daí a sua cor vermelha.

- A um comprimento de onda de 940 nm (luz infravermelha) isto é invertido e Hb absorve mais do que HbO2. A 800nm - o ponto isobestic - os coeficientes de absorção são idênticos.

- O oxímetro de pulso utiliza dois díodos emissores de luz que emitem impulsos de luz vermelha (660) e infravermelha (980) a cada 5-10_s de um lado da sonda. A luz é transmitida através do tecido a ser detectado por uma fotocélula do outro lado.

- A saída é submetida a processamento electrónico, durante o qual a absorção do sangue nos dois comprimentos de onda diferentes é convertida numa relação, que é comparada com um algoritmo produzido a partir de dados experimentais.

- A oximetria visa medir a saturação no sangue arterial, e assim o instrumento detecta os pontos de absorção máxima e mínima (durante a sístole cardíaca e a diástole). Mede a componente pulsátil e subtrai a componente constante não arterial antes de exibir uma forma de onda de pulso e a percentagem de saturação de oxigénio. Assim, estritamente definido, mede o Sp (pletismográfico) O2 em vez do Sa (arterial) O2.

Características

É um método não invasivo de medir a saturação arterial de oxigénio utilizando uma sonda sensora, colocada no dedo ou lóbulo da orelha do paciente, que tem uma fonte de luz vermelha para detectar a diferença relativa na absorção da luz entre a hemoglobina saturada e dessaturada durante a pulsação arterial. A oxigenação adequada dos tecidos ocorre acima de 95%, enquanto que as saturações de oxigénio inferiores a esta são consideradas hipoxémicas. Em circunstâncias normais, a saturação de oxigénio de uma criança (SaO2) é de 97-100%. A sonda é sensível ao movimento do paciente, hipotermia relativa, luz ambiente e hemoglobinaemias anormais, o que significa que podem ocorrer falsas leituras. De facto, o papel da monitorização do dióxido de carbono (capnografia), como adjunto da oximetria de pulso e da observação clínica de alerta, está sob escrutínio crescente.

Limitações da técnica

- A oximetria de pulso é calibrada contra voluntários e, portanto, a calibração contra valores perigosamente hipóxicos é impossível. Os instrumentos são menos precisos a valores de SpO2 inferiores a 70%. Pode usar este facto para tranquilizar os colegas que são menos compostos do que você perante a saturação de um paciente que, de outra forma, parece alarmantemente baixa.

- Interferência para a luz ambiente. Isto pode ocorrer se a luz for brilhante e directa, mas a natureza pulsante das emissões destina-se a permitir a detecção e compensação de qualquer luz ambiente.

- Perda da componente pulsátil. Isto ocorre em condições de hipoperfusão, hipotermia e vasoconstrição periférica; quando há uma pressão de pulso estreita, disritmias que distorcem os pontos de absorção máxima e mínima ou congestão venosa. Todas estas são razões comuns para um mau sinal.

- Artefacto de movimento ou interferência eléctrica (nenhum dos dois são grandes problemas).

• Absorção de infravermelhos por outras substâncias: tais como verniz de unhas ou coloração de nicotina.

• Erros mais significativos estão associados à absorção por Hb anormal e outras substâncias:

— *Carboxihemoglobinemia* (COHb): Isto é observado em fumadores pesados ou em envenenamento por monóxido de carbono. O COHb tem um coeficiente de absorção semelhante ao HbO2 e dará uma leitura anormalmente elevada de SpO2 de cerca de 96%.

— *Icterícia*: A bilirrubina tem um coeficiente de absorção semelhante ao do Hb desoxigenado e dará leituras de saturação anormalmente baixas.

— *Methaemoglobinaemia* (MetHb): MetHb tem absorção idêntica em ambos os comprimentos de onda e dá uma leitura de saturação de cerca de 84%.

— Corantes como o azul de metileno ou azul de bissulfina dão falsas leituras baixas.

Problemas de interpretação

• A oximetria de pulso não detecta insuficiência respiratória. Um FIO2 elevado pode mascarar falha ventilatória, assegurando leituras elevadas de SpO2% apesar de um aumento de dióxido de carbono (CO2).

• Em doentes muito anémicos, as leituras de SpO2% podem apresentar altas saturações, embora o fornecimento de oxigénio aos tecidos possa ser prejudicado.

A capnografia permite uma avaliação contínua do estado ventilatório e é o indicador mais precoce do comprometimento respiratório ou das vias aéreas.[46,47] É uma medida precisa e directa (isto é, não impedimento) da frequência respiratória, e é mais sensível do que a avaliação clínica na detecção do comprometimento respiratório.[48,49] A detecção precoce do comprometimento respiratório é especialmente importante em crianças pequenas que dessaturacem mais rapidamente do que crianças mais velhas ou adultos devido à sua capacidade residual funcional proporcionalmente menor e maior consumo relativo de oxigénio. Além disso, a capnografia permite a utilização de oxigénio suplementar sem preocupação de embotar a resposta do oxímetro de pulso.

A monitorização contínua do ECG não é necessária na ausência de doenças cardiovasculares, uma vez que não foi demonstrado que melhora os resultados durante a sedação e analgesia dos procedimentos. Novas modalidades de monitorização que medem a resposta do cérebro aos medicamentos anestésicos (por exemplo, electroencefalograma processado e monitorização potencial evocada auditiva) estão a ser investigadas para utilização em sedação processual e analgesia. Estas tecnologias foram validadas como um método de monitorização da profundidade da anestesia na sala de operações; no entanto, o seu valor preditivo para o resto do continuum de sedação permanece pouco claro. A área de sedação deve incluir todo o equipamento necessário adequado à idade para a gestão e reanimação das vias aéreas, incluindo oxigénio, uma máscara bolsa-válvula, sucção, e agentes de reversão de drogas. Um desfibrilhador deve estar disponível para pacientes com doenças cardiovasculares. A sedação processual e analgesia é amplamente praticada com e sem oxigénio suplementar, e se esta intervenção aumenta a segurança permanece por estudar. Embora diminua a incidência e gravidade da hipoxemia, também atrasará a detecção da apneia com oximetria de pulso.

Se for administrado oxigénio e a capnografia não estiver disponível, a inspecção visual do movimento da parede torácica e do movimento do ar é especialmente importante.

Os sinais vitais devem ser medidos a intervalos regulares, incluindo na linha de base, após a administração do medicamento, na conclusão do procedimento, durante a recuperação precoce, e na conclusão da recuperação. Durante a sedação profunda, os sinais vitais devem ser avaliados a cada 5 minutos. Os doentes correm o maior risco de complicações 5-10 min após a administração de medicamentos intravenosos e durante o período imediato pós-procedimento, quando os estímulos externos são descontinuados.

Frequência da utilização de sedação consciente

Davis entrevistou os membros do College of Diplomates do American Board of Paediatric Dentistry em 1988 e relatou que mais de 76% dos inquiridos utilizavam sedação consciente nas suas práticas. Em 1989 e 1993, Houpt relatou os resultados de dois grandes inquéritos nacionais sobre o uso de agentes sedativos pelos membros da Academia Americana de Odontologia Pediátrica, ou AAPD, referida como Projecto USAP I e Projecto USAP II. Os 1.497 inquiridos no Projecto USAP II relataram 33.208 administrações de medicamentos para a sedação num período de três meses. Em 1996, Wilson relatou os resultados de um inquérito que reviu as respostas de 1.758 membros da AADP. Quarenta por cento referiram o uso de sedação com uma a cinco vezes por semana, e 20 por cento referiram o uso de sedação com mais frequência do que cinco vezes por semana.

Os objectivos da sedação pediátrica consciente são os seguintes:

- Promover o bem-estar e a segurança dos doentes.

- Facilitar a prestação de cuidados de qualidade.

- Minimizar os extremos do comportamento perturbador.

- Promover uma resposta psicológica positiva ao tratamento.

- Devolver a criança a um estado fisiológico em que seja possível uma descarga segura.

Os objectivos da SC devem ser compreendidos e os pais não devem ter falsas expectativas.

Indicações para a sedação consciente

- Pacientes que necessitam de cuidados dentários mas que estão receosos e ansiosos e não podem cooperar para o tratamento

- Crianças em idade pré-escolar que não conseguem compreender ou cooperar para um tratamento definitivo

- Pacientes que necessitam de cuidados dentários e que não podem cooperar devido à falta de maturidade física ou emocional

- Pacientes que necessitam de tratamento dentário mas não podem cooperar devido a incapacidade cognitiva, física ou mental

Contra-indicações para a sedação consciente

Não há contra-indicações absolutas para a sedação consciente. Existem certas contra-indicações relativas que variam de droga para droga e também modo de analgesia, mas a sedação consciente é indicada apenas para doentes com ASA tipo 1 e 2.

Rotas da administração de drogas

- **Inalação.**

- **Oral**

- **Intramuscular**

- **Intravenoso**

- **Intranasal**

- **Transdermal**

- **Sublingue**

Sedação por inalação

Uma boa compreensão dos princípios da farmacologia dos agentes de sedação individuais é essencial para a prática segura da sedação. É importante desde o início especificar exactamente o que se entende por agente de sedação, uma vez que pode haver uma considerável sobreposição entre os medicamentos que produzem tanto sedação como anestesia geral. Um fármaco utilizado para sedação deve: 1. Deprimir o sistema nervoso central (SNC) a um ponto que permita a realização de um tratamento operatório com um mínimo de stress fisiológico e psicológico

2. Modificar o estado de espírito do paciente de tal forma que a comunicação se mantenha e o paciente responda ao comando falado

3. Carregar uma margem de segurança suficientemente larga para tornar improvável a perda involuntária de consciência e a perda de reflexos protectores.

A prática actual de sedação só deve utilizar agentes e técnicas que satisfaçam os critérios acima mencionados. Além disso, os próprios agentes devem ter a:

1. Método simples de administração

2. Começo rápido

3. Acção e duração previsíveis

4. Rápida recuperação

5. Metabolismo rápido e excreção

6. Baixa incidência de efeitos secundários.

Os agentes de sedativos são geralmente administrados por via inalatória, intravenosa ou oral. A via de administração afecta o momento da acção dos fármacos, embora em última análise todos os fármacos cheguem às suas células-alvo no cérebro através da corrente sanguínea. Os agentes inalatórios têm a vantagem de serem prontamente absorvidos pelos pulmões para proporcionar um rápido início de sedação, seguido de rápida eliminação e recuperação. Os agentes intravenosos são previsivelmente absorvidos, mas uma vez administrados não podem ser removidos da corrente sanguínea. A acção terapêutica dos agentes intravenosos é terminada pela redistribuição, metabolismo e excreção. Os sedativos orais têm uma absorção menos certa devido à variabilidade do esvaziamento gástrico e, portanto, produzem níveis imprevisíveis de sedação.

AGENTES DE SEDAÇÃO POR INALAÇÃO

Os agentes inalatórios produzem sedação pela sua acção em várias áreas do cérebro. Chegam ao cérebro entrando nos pulmões, atravessando a membrana alveolar para as veias pulmonares, voltando com o sangue para o lado esquerdo do coração e passando depois para a circulação arterial sistémica. Assim, os dois principais componentes da sedação inalatória são, a entrada do gás inspirado nos pulmões e a distribuição do agente pela circulação para os tecidos.

Modo de acção

Todos os anestésicos inalatórios têm um início de acção relativamente rápido, e os seus efeitos são facilmente reversíveis. Parece portanto improvável que a sua acção dependa da formação de ligações químicas estáveis e covalentes no SNC. É mais provável que a anestesia inalatória esteja relacionada com as propriedades físicas de agentes individuais, ou com a formação de forças intermodulares rapidamente reversíveis e de baixa energia, incluindo as forças de Van der Waals, interacções dipolo/dipolo e ligações iónicas e de hidrogénio.

Propriedades físico-químicas

A maioria dos anestésicos inalatórios tem certas propriedades físico-químicas e biológicas em comum. Ou são gases ou simples hidrocarbonetos alifáticos ou éteres com 1-4 átomos de carbono e têm pontos de ebulição inferiores a 90°C. Têm potências anestésicas variáveis, que estão intimamente relacionadas com a sua solubilidade lipídica em solventes orgânicos (Fig.).

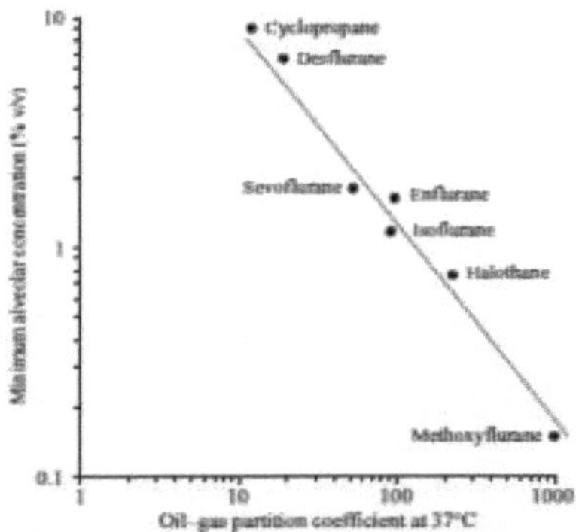

Fig. 8.1 Relation between the oil–gas partition coefficient at 37°C and the minimum alveolar concentration (% v/v) of different anaesthetic agents.

Além disso, as suas potências anestésicas são aditivas, e os seus efeitos são normalmente modificados ou invertidos pela aplicação de pressão. Muitos agentes químicos simples e relativamente inertes podem comportar-se como anestésicos inalatórios em circunstâncias apropriadas, incluindo alguns gases, hidrocarbonetos, éteres e solventes orgânicos. A maioria destes agentes não pode ser utilizada clinicamente devido aos seus efeitos secundários ou toxicidade. Alguns compostos só produzem efeitos anestésicos a pressões parciais elevadas, como demonstrado pelo azoto, o que requer pressão de aproximadamente 30 atmosferas.Consequentemente, os efeitos anestésicos do gás azoto só são evidentes durante o mergulho ou actividades semelhantes.

Efeitos na transmissão sináptica

Embora o seu local exacto ou locais de acção seja incerto, foi reconhecido durante muitos anos que os anestésicos inalatórios afectam principalmente a transmissão sináptica no cérebro e na medula espinal. Têm pouco ou nenhum efeito sobre os potenciais de limiar neuronal ou propagação axonal, e acredita-se que muitos agem reforçando a transmissão pós-sináptica inibitória. Na maioria das junções sinápticas no SNC, as membranas celulares pós-sinápticas têm aproximadamente 10 nm de diâmetro e consistem numa camada bimolecular de fosfolípidos com moléculas intercaladas de proteínas. Algumas moléculas proteicas são receptores ou canais iónicos que atravessam a membrana, e a sua abertura resulta em alterações iónicas que afectam a actividade neuronal. Acredita-se que os fosfolípidos que circundam imediatamente os canais iónicos (lípidos limite) modificam a sua actividade e podem influenciar a transferência de iões através da membrana.

29

Consequentemente, se os agentes inalatórios produzirem anestesia actuando nas membranas pós-sinápticas, podem afectar quer o fosfolípido quer o componente proteico da membrana. Até 1980, acreditava-se amplamente que a anestesia inalatória era devida a alterações biofísicas nos fosfolípidos da membrana, embora agora se considere que é produzida por efeitos em vários alvos proteicos no SNC.

Farmacologia básica dos sedativos inalatórios

Solubilidade do gás e pressão parcial

Durante a indução da sedação por inalação, cada lufada de agente sedante aumenta a pressão parcial do gás nos alvéolos. À medida que a pressão parcial alveolar aumenta, o gás é forçado através da membrana alveolar para a corrente sanguínea, onde é transportado para o local de acção no cérebro. O gás passa por um gradiente de pressão de áreas de alta pressão parcial para áreas de baixa pressão parcial, como mostra a figura.

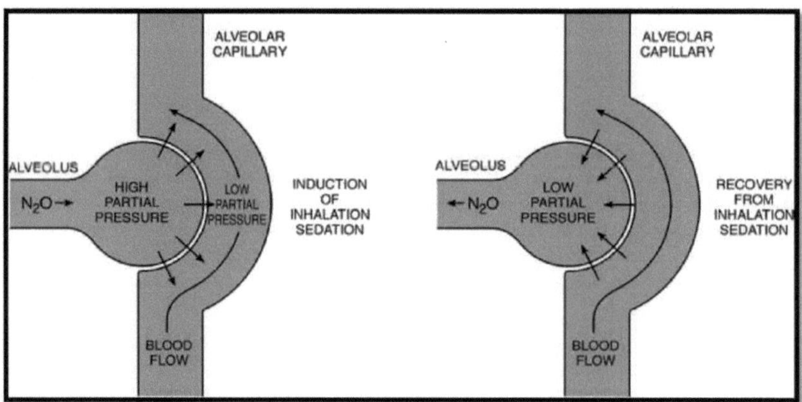

Figura: Movimento do gás de óxido nitroso para baixo no gradiente de pressão parcial durante a indução e recuperação da sedação inalatória.

O nível de sedação é proporcional à pressão parcial do agente no local de acção.

Após o término da administração de gás, ocorre o processo inverso. A pressão parcial nos alvéolos cai e o gás passa na direcção oposta para fora do cérebro, para a circulação e depois para os pulmões. O ritmo a que um gás passa pelo seu gradiente de pressão é determinado pela sua solubilidade. A solubilidade de um agente de sedação (ou seja, o coeficiente de partição do gás no sangue) determina a rapidez com que a pressão parcial no sangue e, por fim, no cérebro, subirá ou descerá. Quanto maior for o coeficiente de partição, maior será a concentração alveolar do agente para produzir um aumento da pressão parcial no sangue e, em última análise, nos tecidos. Para efeitos de sedação, é preferível um gás com um baixo coeficiente de partição. Pequenas concentrações de gás produzirão um rápido aumento da pressão parcial e um rápido início da sedação. Do mesmo modo, após a cessação da administração de gás haverá uma rápida queda da pressão parcial e uma rápida recuperação. É a concentração inspirada do agente de sedação que determinará o nível final de sedação. A velocidade de indução da sedação é influenciada pela taxa de aumento da concentração de gás, bem como pelo volume minuto e débito cardíaco do paciente. Qualquer aumento no volume minuto, tal como pode ser causado por pedir ao paciente para respirar fundo, aumentará a velocidade de início da sedação. Pelo contrário, um aumento do débito cardíaco reduzirá a velocidade de indução da sedação. Com um elevado débito cardíaco há um aumento do volume de sangue que passa pelos pulmões. O agente de sedação presente nos pulmões será absorvido por este maior volume de sangue e a concentração real de gás transportado por unidade de volume de sangue será menor. Assim, menos agente de sedação chegará ao cérebro e haverá um início mais lento da sedação. A velocidade de recuperação após o fim da administração de gás é afectada de forma semelhante pelos mesmos factores.

Potência dos agentes de sedação por inalação

Todos os agentes de sedação produzirão anestesia geral se utilizados em doses suficientemente elevadas. A chave para a prática moderna da sedação é assegurar que os agentes utilizados tenham uma margem de segurança suficientemente ampla para tornar improvável a perda involuntária da consciência. Isto significa que deve haver uma diferença considerável na dose necessária para produzir um estado de sedação e a dose necessária para induzir a anestesia geral. Para os agentes anestésicos inalatórios, a potência é expressa em termos de uma concentração alveolar mínima (MAC). A MAC de um agente é a concentração inspirada que irá, em equilíbrio, abolir a resposta a um estímulo cirúrgico padrão em 50% dos pacientes. Embora a concentração inspirada seja medida como uma percentagem, a MAC é geralmente expressa como um número. O equilíbrio é alcançado quando a concentração do tecido do gás é igual à concentração inspirada. O MAC é um índice útil de potência e é utilizado para comparar diferentes gases anestésicos. Os gases utilizados para sedação devem ter de preferência um MAC moderado ou elevado e uma baixa solubilidade. Isto assegurará uma ampla margem de segurança entre as doses incrementais utilizadas para produzir sedação e a concentração final necessária para induzir a anestesia. Seria muito fácil, utilizando um agente com uma pequena MAC para sedação, ter uma overdose acidental e anestesiar um paciente.

Tipos de agentes de sedação por inalação

Table 8.1 Inhalational anaesthetic agents of historical interest.

Agent	Introduction	Advantages	Disadvantages
Nitrous oxide	Horace Wells (1844)	Rapid induction and recovery No effect on cardiovascular system Not metabolized	Low potency Inactivation of vitamin B_{12} Neutropenia
Diethyl ether	William Morton (1846)	Cardiovascular stability Increased sympathetic tone Relaxation of voluntary muscle	Slow induction and recovery Irritant vapour ($\uparrow$ respiratory secretions) Postoperative nausea and vomiting Inflammable and explosive
Chloroform	James Young Simpson (1847)	High potency Non-irritant vapour Non-inflammable and non-explosive	Cardiac arrhythmias (ventricular extrasystoles and cardiac arrest during induction) Delayed hepatic necrosis (24–48 h after administration)
Trichlorethylene	Jackson (1933) Langton Hewer (1941)	Cardiovascular stability Non-irritant vapour Non-inflammable and non-explosive Potent analgesic	Slow induction and recovery Cardiac arrhythmias during induction Extensively metabolized Unstable in light and air → carbon monoxide and phosgene Reacts with soda lime → dichloracetylene
Cyclopropane	Waters and Schmidt (1934)	Rapid induction and recovery Non-irritant vapour Increased sympathetic tone	Cardiac arrhythmias (ventricular extrasystoles and ventricular tachycardia during induction) Inflammable and explosive
Halothane	Johnstone (1958)	Rapid induction and recovery Potent anaesthetic Non-inflammable and non-explosive	Halothane hepatitis (Type II hypersensitivity reaction) Cardiac arrhythmias Poor analgesic
Methoxyflurane	Artusio (1959)	Cardiovascular stability Non-irritant vapour Potent analgesic Non-inflammable and non-explosive	Slow induction and recovery Extensively metabolized (65%) Nephrotoxicity (metabolism to inorganic fluoride)
Enflurane	Terrill (1963)	Rapid induction and recovery Potent anaesthetic Non-inflammable and non-explosive	EEG effects Nephrotoxicity

Óxido nitroso

O óxido nitroso é o único agente de inalação actualmente em uso rotineiro para sedação consciente na prática dentária. Foi descoberto por Joseph Priestly em 1772 e utilizado pela primeira vez como agente anestésico para exodontia dentária por Horace Wells em 1844. O óxido nitroso tem sido utilizado como constituinte básico da anestesia gasosa nos 160 anos subsequentes, demonstrando a sua aceitabilidade e utilidade. Na década de 1930, o óxido nitroso foi utilizado para fins de sedação nos países escandinavos, particularmente na

Dinamarca. Contudo, só nos anos 60, quando Harold Langa foi pioneiro na prática moderna da analgesia relativa, é que o óxido nitroso passou a ser amplamente utilizado como agente de sedação por inalação na medicina dentária.

Apresentação:

O óxido nitroso é um gás incolor, de cheiro pouco doce, com uma gravidade específica de 1,53. É armazenado em cilindros azul claro em forma líquida a uma pressão de 750 libras por polegada quadrada (43,5 bar). O gás é vendido por peso e cada botijão é carimbado com o seu peso vazio. Como o conteúdo da garrafa é líquido, a pressão no interior, medida pelo manómetro da máquina de sedação inalatória, permanecerá constante até que quase todo o líquido se tenha evaporado. O valor indicado no manómetro não diminui de forma linear e tende a cair rapidamente imediatamente antes do cilindro ficar vazio. Assim, o único meio fiável de avaliar a quantidade de óxido nitroso num cilindro é pesar o cilindro e comparar o valor com o peso do cilindro vazio. Também pode ser tocado com um instrumento de metal por aqueles com ouvidos musicais; o tom da nota cai à medida que o gás é utilizado. Além disso, após utilização prolongada, a evaporação do óxido nitroso líquido provoca a cristalização do gelo no cilindro ao nível do líquido no seu interior, fornecendo assim uma terceira indicação do volume de óxido nitroso que permanece no cilindro.

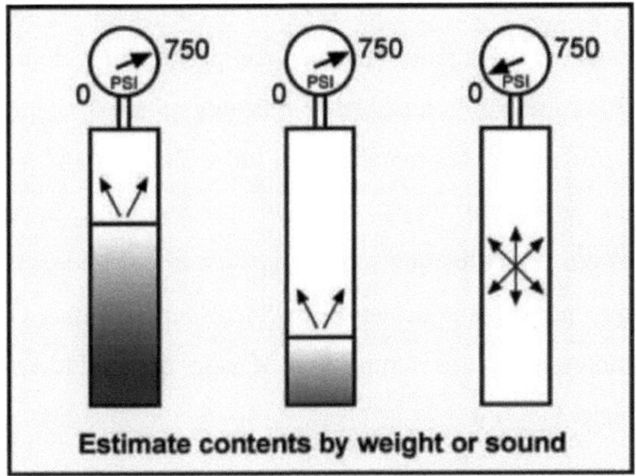

Fig: A pressão no cilindro de óxido nitroso permanece constante e tende a cair rapidamente imediatamente antes de o cilindro ficar vazio.

Sangue/ solubilidade dos gases: O óxido nitroso tem um baixo coeficiente de partição sangue-gás de 0,47, pelo que é relativamente insolúvel e produz rápida indução de sedação.

Uma outra consequência da fraca solubilidade é que, quando a administração é interrompida, o óxido nitroso dissolvido no sangue é rapidamente eliminado através dos pulmões. Durante os primeiros minutos desta eliminação, grandes volumes de óxido nitroso são vertidos para fora do sangue e para os pulmões. Isto pode de facto deslocar o oxigénio dos alvéolos causando uma condição conhecida como *hipoxia de difusão*. Isto ocorre porque o volume de óxido nitroso nos alvéolos é tão elevado que o paciente "respira" efectivamente 100% de óxido nitroso. Por esta razão, o paciente deve receber 100% de oxigénio durante um período de pelo menos 2-3 minutos após o fim da sedação com óxido nitroso. Na realidade, o risco de hipoxia de difusão é mínimo devido ao elevado nível de oxigénio fornecido por máquinas dedicadas à sedação por inalação.

Potência: O óxido nitroso tem uma concentração alveolar mínima teórica (MAC) de cerca de 110. O MAC elevado significa que o óxido nitroso é um anestésico fraco que é prontamente titulado para produzir sedação. Como a MAC é superior a 80, é teoricamente impossível produzir anestesia usando apenas óxido nitroso, à pressão atmosférica normal, num paciente que esteja adequadamente oxigenado. Contudo, deve-se ter cuidado ao utilizar concentrações inalatórias de óxido nitroso superiores a 50%, porque mesmo com esta percentagem relativamente baixa, alguns pacientes podem entrar numa fase de anestesia ligeira.

Sedação: O óxido nitroso é um bom, mas suave agente sedante que produz um efeito depressivo e eufórico sobre o SNC. É também um analgésico bastante potente. Uma concentração inalada de 50% de óxido nitroso foi equiparada à de injecção de morfina parenteral numa dose padrão (10mg num adulto de 70kg). Pode ser utilizado com bom efeito para facilitar a odontologia simples em pacientes que são avessos à analgesia local e diminui a dor das injecções naqueles que necessitam de anestesia local suplementar. O óxido nitroso tem poucos efeitos secundários no uso terapêutico. Causa uma pequena depressão cardio-respiratória, e não produz amnésia útil.

Absorção, distribuição e eliminação do óxido nitroso (indução e recuperação rápidas)

Tanto a indução como a recuperação da anestesia são extremamente rápidas, e a sua concentração alveolar aproxima-se rapidamente da concentração de gás inspirado. Durante a indução, o óxido nitroso pode causar euforia e euforia. No século XIX, tornou-se geralmente conhecido como "gás do riso", pois os sujeitos que o inalavam tornavam-se joviais e turbulentos.

Os pacientes não medicados apenas anestesiados com óxido nitroso e oxigénio podem também experimentar sonhos bizarros durante a cirurgia. Embora o óxido nitroso tenha uma solubilidade de baixo sangue, difunde-se através das membranas cerca de 15 vezes mais rapidamente do que o oxigénio, e 25 vezes mais rapidamente do que o azoto. Consequentemente, o óxido nitroso difunde-se através do epitélio alveolar em capilares pulmonares mais rapidamente do que o oxigénio, e a tensão do oxigénio alveolar pode portanto aumentar temporariamente durante a indução . Podem ocorrer alterações inversas durante a recuperação da anestesia, devido à rápida difusão do óxido nitroso frompulmonar do sangue capilar nos alvéolos e à sua substituição menos rápida pelo azoto atmosférico, e podem causar hipoxia temporária ("hipoxia de difusão"). O óxido nitroso difunde-se através dos tecidos mais rapidamente do que outros anestésicos, e no adulto médio, a taxa de difusão percutânea é de cerca de 10 mL min-1. Dado que o óxido nitroso é mais difusível do que o oxigénio ou azoto, entra rapidamente em espaços fechados contendo ar mais rapidamente do que o oxigénio ou azoto pode sair. Estes espaços incluem o manguito de um tubo endotraqueal, o intestino, os pneumotóraxes e os êmbolos aéreos, e o óxido nitroso aumenta o seu volume numa quantidade que está relacionada com a sua concentração alveolar. Durante procedimentos intra-abdominais prolongados, a distensão do intestino pode afectar negativamente as condições de funcionamento e dificultar o fecho da ferida. Do mesmo modo, a administração de 75% de óxido nitroso duplica o tamanho de um pneumotórax em 10 minutos, e triplica-o em 30-45 minutos. O óxido nitroso também pode causar alterações de pressão em alguns espaços não conformes, tais como o ouvido médio, seios nasais e o olho.[8]

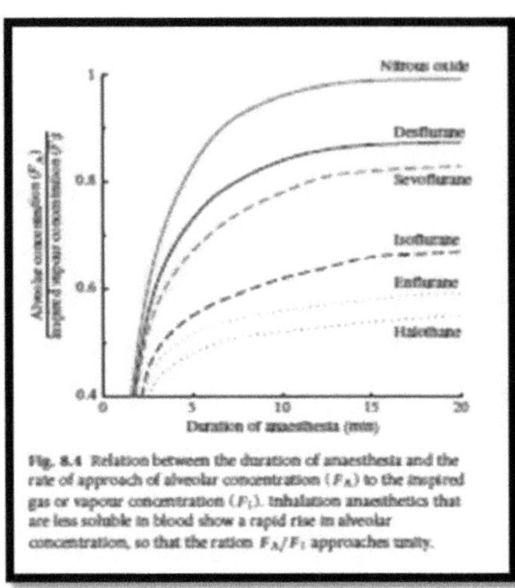

Fig. 8.4 Relation between the duration of anaesthesia and the rate of approach of alveolar concentration (F_A) to the inspired gas or vapour concentration (F_I). Inhalation anaesthetics that are less soluble in blood show a rapid rise in alveolar concentration, so that the ration F_A/F_I approaches unity.

Analgesia

O óxido nitroso é um poderoso analgésico, e a inalação de 20-50% de misturas em oxigénio pode ter efeitos semelhantes às doses padrão de morfina ou petidina. Uma mistura de óxido nitroso e oxigénio contendo volumes iguais de ambos os gases (Entonox) é amplamente utilizada na prática obstétrica para aliviar a dor durante o parto e em procedimentos cirúrgicos menores. A explicação para os efeitos analgésicos do óxido nitroso é incerta. Evidências recentes sugerem que o óxido nitroso produz analgesia ao actuar sobre os receptores opióides centrais na matéria cinzenta periaqueduttal do tronco cerebral. Este caminho projecta-se para o corno dorsal da medula espinal, onde actua através de receptores _2-adrenérgicos para inibir a dor. A analgesia induzida pelo óxido nitroso é parcialmente invertida por antagonistas opióides, por exemplo, a naloxona. Além disso, o óxido nitroso pode antagonizar o glutamato nos receptores NMDA, e interfere com as correntes neuronais pós-sinápticas excitatórias que são normalmente mediadas por este neurotransmissor.

Planos de analgesia

Os efeitos clínicos da sedação com óxido nitroso podem ser divididos em três grandes categorias. Estas fazem parte das fases da anestesia. A primeira fase da anestesia, a fase analgésica, está subdividida em três "planos de analgesia":

Plano I Sedação e analgesia moderada, obtida a concentrações de 5-25% de óxido nitroso.

Sedação e analgesia de dissociação **do Plano II**, ocorrendo em concentrações de 20-55% de óxido nitroso.

Plano III Analgesia total, obtida com concentrações de óxido nitroso geralmente bem acima de 50%.

Em termos gerais, a maior parte da sedação clinicamente útil é produzida no Plano I e por vezes no Plano II, embora alguns pacientes achem os efeitos de dissociação desorientadores. São estes planos que são englobados pela definição de analgesia relativa (sedação por inalação). O Plano III é uma zona de transição entre o estado de sedação consciente e a verdadeira anestesia geral, pelo que é denominada analgesia total e não analgesia relativa. Há uma considerável sobreposição entre os planos e uma grande variação na susceptibilidade dos doentes individuais aos efeitos do óxido nitroso. Enquanto uma pessoa pode ser adequadamente sedada com 10% de óxido nitroso, outro indivíduo pode necessitar de mais de 50% de óxido nitroso para alcançar o mesmo grau de sedação.

Cada plano de analgesia é acompanhado por sinais clínicos específicos:

Analgesia moderada plano I (concentrações de N2O de 5-25%)

- relaxamento e uma sensação geral de bem-estar

- paraestesia, sensação de formigueiro nos dedos, dedos dos pés e bochechas

- uma sensação de calor sufocante é comum

- alerta e responde prontamente ao interrogatório

- ligeira redução dos movimentos espontâneos

- diminuição da reacção a estímulos dolorosos

- pulso, tensão arterial, frequência respiratória, reflexos e reacções das pupilas serão todos normais.

À medida que a concentração de óxido nitroso aumenta para a gama de 20-55%, haverá uma transição gradual do Plano I para o Plano II.

Analgesia de dissociação plano II (concentrações de N2O de 20-55%)

- relaxamento acentuado e sonolência

- um sentimento de distanciamento do ambiente

- os sentidos serão alterados

- possível sonho

- paraestesia generalizada, analgesia moderada

- redução do reflexo da mordaça

- resposta tardia ao interrogatório

- Os sinais vitais e os reflexos laríngeos não devem ser afectados.

Quando a concentração de óxido nitroso ultrapassa os 50%, haverá normalmente uma transição para o Plano III.

Analgesia analgésica de plano III (concentrações de N2O acima de 50%)

- sonolência acentuada e um aspecto "vidrado

- analgesia completa

- náuseas e vertigens são comuns

- o paciente pode vomitar

- não responde ao questionamento

- pode perder a consciência e entrar na fase 2 da anestesia geral.

Anestesia ligeira de plano IV (concentrações de N2O acima de 66-80%)

- Analgesia e amnésia completas

- Não é possível comunicar com o doente

Se algum destes sinais ocorrer, o nível de óxido nitroso deve ser reduzido. Há normalmente uma transição gradual entre planos e nem todos os doentes apresentam todos os sinais clínicos. No entanto, os planos de analgesia são um guia útil sobre o que esperar ao sedar um doente com óxido nitroso. Sinais específicos tais como náuseas, tonturas e um aspecto vidrado advertem que o nível de sedação é demasiado elevado e que a percentagem de óxido nitroso deve ser reduzida. No entanto, existe uma variação considerável na resposta individual e deve recordar-se que o sucesso da técnica depende provavelmente mais da capacidade do operador de infundir sugestão hipnótica, do que do efeito do óxido nitroso.[3]

Aplicações clínicas

ocupa um papel importante na sedação consciente por inalação e anestesia geral devido à sua falta de potência, segurança e sua utilização segura com o oxigénio adequado. Os seus efeitos no CVS, CNS e sistema respiratório tornam-no um melhor agente anestésico do que os outros agentes anestésicos inalatórios.

Efeitos respiratórios

Em concentrações anestésicas, o óxido nitroso tende a aumentar a frequência respiratória, e assim compensa qualquer diminuição no volume corrente, de modo que a ventilação alveolar e o PaCO2 são mantidos a níveis normais. No entanto, o óxido nitroso pressiona a resposta ventilatória ao PaCO2 aumentado ou hipoxemia, de forma semelhante a outros agentes anestésicos. A anestesia por óxido nitroso está associada a uma redução na CRF, a um aumento da incidência de atelectasias e a uma redução de PaO2 durante o período pós-operatório. Também deprime a função mucociliar e tem um efeito depressivo na motilidade dos neutrófilos.

Efeitos cardiovasculares

Embora o óxido nitroso reduza ligeiramente a contractilidade miocárdica, aumenta a actividade simpática pelos seus efeitos centrais. Na maioria dos pacientes, o aumento da actividade simpática contraria os efeitos depressores directos do miocárdio, e pode também reduzir os efeitos depressores de outros agentes inalatórios. Consequentemente, a administração de 70% de óxido nitroso geralmente não tem efeito significativo no desempenho hemodinâmico, mesmo em pacientes submetidos a cirurgia coronária. A frequência cardíaca não é geralmente afectada pelo óxido nitroso, mas a resistência vascular sistémica pode aumentar ligeiramente devido à estimulação simpática. Extrasístoles ou ritmos ectópicos só raramente são induzidos e não há evidência de que a sensibilidade às catecolaminas endógenas ou exógenas seja modificada. Assim, o óxido nitroso não está contra-indicado em doentes com doenças cardíacas graves. O óxido nitroso aumenta o fluxo sanguíneo cerebral e pode também potenciar respostas semelhantes a agentes inalatórios halogenados. Consequentemente, é por vezes evitado em indivíduos com patologia intracraniana grave. Noutros pacientes, estes efeitos são relativamente menores e de pouca importância prática.

Metabolismo

Não há provas de que quantidades significativas de óxido nitroso sejam metabolizadas no homem. A este respeito, o anestésico pode diferir de alguns outros agentes inalatórios.

Quantidades extremamente pequenas podem ser convertidas em azoto durante a oxidação da vitamina B12, e algumas podem também ser reduzidas a azoto por bactérias intestinais.

Inibição da metionina sintetase e síntese de ADN

A administração prolongada de óxido nitroso inibe a metionina sintetase, interferindo assim com a formação de metionina, com efeitos subsequentes na síntese de desoxitymidina e ADN. O óxido nitroso oxida o ião cobalto na vitamina B12 desde a forma monovalente [Cob(I)alamin] até à forma divalente [Cob(II)alamin], que é relativamente inactiva. A vitamina sincemonovalente B12 é o cofactor da metionina sintetase, a oxidação da vitamina B12 prejudica a actividade deste sistema enzimático. O óxido nitroso também inactiva directamente a metionina sintetase, possivelmente devido à produção de radicais livres.

Efeitos clínicos da inibição da metionina sintetase

Os efeitos clínicos da deficiência do metabolismo da vitamina B12 e da síntese da metionina são relativamente rápidos, e a exposição ao óxido nitroso durante 2-24 horas pode ter efeitos na síntese do ADN e causar alterações megaloblásticas na medula óssea. Uma exposição mais prolongada ao óxido nitroso (4-6 dias) resulta em agranulocitose, embora alguns pacientes sejam relativamente resistentes. Estes efeitos são acompanhados por uma diminuição da metionina do soro. Após a exposição ao óxido nitroso ter cessado, a medula volta gradualmente ao normal dentro de aproximadamente 1 semana. A recuperação pode ser acelerada pelo ácido folínico, que actua como uma fonte alternativa de tetrahidrofolato e restabelece a síntese normal de timidina dentro de várias horas. A administração de metionina, mesmo em grandes dosagens, é menos eficaz. Embora a vitamina B12 possa ajudar à recuperação, o tempo necessário para a formação de nova metionina sintetase (2-3 dias) parece ser o principal factor limitador da taxa. A exposição intermitente ou repetida ao óxido nitroso dentro de um curto período pode não permitir tempo suficiente para a recuperação da actividade enzimática. O óxido nitroso tem pouco ou nenhum efeito sobre a vitamina B12 ou a metionina sintetase em concentrações inaladas iguais ou inferiores a 450ppm, independentemente da duração da exposição. As concentrações numa sala de operações de extracção são aproximadamente 50 ppm e os possíveis riscos de exposição profissional ao óxido nitroso são relativamente pequenos. O pessoal hospitalar que trabalha em salas de operações não escavadas é exposto a concentrações entre 200 e 400 ppm, mas tem níveis normais de serumethionine. Em contraste, a exposição prolongada ao óxido nitroso em ambientes fortemente contaminados e não escavados (por exemplo, cirurgias dentárias) pode produzir síndromes neurológicas semelhantes à degeneração combinada subaguda da medula espinal, e a sua ocorrência reflecte presumivelmente a deficiência crónica em vitamina B12 induzida pelo óxido nitroso.

Sistemas fetais

Estudos indicam que pode haver um risco real para a dentista grávida ou auxiliar dentário que poderia estar a trabalhar uma porção considerável de cada dia bem dentro de 50 cm da válvula de exalação N2O :O2. Além disso, outro pessoal, e as mulheres grávidas nas salas de espera, mesmo que localizadas a distâncias consideráveis do centro cirúrgico, poderiam ser expostas a níveis significativos de N2O. Embora não sejam actualmente conclusivos, as provas parecem indicar que a ventilação e os dispositivos de limpeza podem ser essenciais para prevenir este possível perigo.

<u>Impurezas em óxido nitroso</u>

Dois casos de envenenamento em U K foram relatados em pormenor por Clutton-Brock J. As investigações mostraram que um lote de N2O tinha sido contaminado com óxido nítrico (NO) e dióxido de azoto (NO2). Ambos são compostos tóxicos e os pacientes morreram.

As características clínicas relatadas são:

1. **Cianose**

2. **Dificuldade respiratória**

3. **Falha circulatória**

Mas como houve muitas melhorias após estes incidentes, é feito um teste de contaminação em bruto e depois desse gás ser enchido nos cilindros.

<u>Toxicidade, complicações e precauções</u>

O óxido nitroso tem sido utilizado e abusado desde a sua introdução na prática clínica em 1845. É único na sua capacidade de oxidar vitamina B12 e inactivar metionina sintetase e é o único anestésico conhecido para produzir toxicidade hematológica e neurotoxicidade com administração a longo prazo. Ambas estas toxicidades são o resultado da perturbação de várias vias envolvidas na química de um carbono. Após várias horas de anestesia de rotina com N2O, a actividade da metionina sintetase é muito baixa. A metionina sintetase catalisa a conversão de metiltetrahidrofolato e homocisteína em tetrahidrofolato e metionina. A não produção destes produtos tem uma série de consequências bioquímicas, incluindo uma síntese reduzida de timidina, que é uma base essencial de ADN. A redução da síntese da timidina leva um pouco mais de tempo a desenvolver-se, mas dura vários dias. A síndrome clínica associada à oxidação da vitamina B12 é essencialmente a mesma que a observada na anemia perniciosa: hematopoiese megaloblástica e degeneração combinada subaguda da medula espinal. O tempo necessário para produzir hematopoiese megaloblástica com exposição a N2O varia entre os pacientes. Em pacientes saudáveis submetidos a cirurgia de rotina, as alterações ligeiras da medula óssea megaloblástica não são vistas após 6 horas, mas são vistas após cerca de 12 horas de exposição a 50% de N2O; após 24 horas de exposição, as alterações são marcadas. É de esperar uma falha completa da medula óssea após vários dias de exposição contínua. As evidências limitadas sugerem que o N2O produz alterações da medula óssea mais cedo em doentes graves, e as evidências sugerem também que as alterações da medula óssea são evitáveis através do pré-tratamento de pacientes com grandes doses de ácido folínico. Este fármaco é convertido no tetrahidrofolato de 5,10-metileno necessário para a síntese de timidina. A doença neurológica, degeneração combinada subaguda da medula espinal, desenvolve-se apenas após vários meses de exposição diária ao N2O. Os sintomas e sinais incluem dormência e parestesia nas extremidades, perda de equilíbrio e marcha instável, deficiência do tacto, e fraqueza muscular. Anteriormente, reconheceu-se que a doença era semelhante à deficiência de vitamina B12, mas o tratamento com vitamina B12 não aliviava os sintomas nem aumentava a recuperação; assim, ocorre naqueles que abusam de N2O a longo prazo. Os relatos esporádicos de perturbações neurológicas pós-operatórias em pacientes expostos a N2O continuam a aparecer. Por todas as razões que acabam de ser descritas e outras preocupações ambientais que serão discutidas mais tarde, há discussões sérias na União Europeia e no Japão sobre a possível eliminação do óxido nitroso da anestesia clínica moderna.

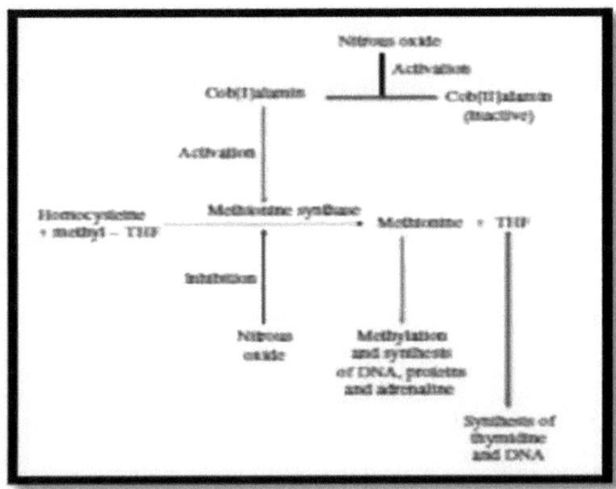

A complicação mais comum, embora ainda pouco frequente, encontrada com a administração de N2O é o vómito. Quando uma criança vomita durante a sedação, pode ser associada a uma ou mais das seguintes causas:

J Dosagem excessiva

J Administração prolongada

J Infecção gastrointestinal pré-existente, gripe ou náusea

J História do enjoo do movimento

J Tendência para o vómito pela história

J Impurezas no sistema de entrega

Assim, um historial de enjoos ou episódios frequentes de vómitos deve alertar o dentista. O uso de um medicamento anti-epiléptico pode por vezes ajudar estes pacientes. Por vezes, os indivíduos podem ficar doentes mesmo com a dose mínima de N2O. Assim, outro método de sedação pode ser considerado para eles.

Indicações

- Gestão da ansiedade dentária (crianças e adultos)

- Gestão da fobia das agulhas

- Gestão do reflexo da mordaça

- Gestão de doentes medicamente comprometidos.

A sedação por inalação é particularmente útil para crianças ansiosas. As crianças devem ser capazes de compreender a finalidade e os mecanismos (em terminologia apropriada) da sedação por inalação, pelo que a idade mínima para tratar crianças sob sedação por inalação é de aproximadamente três anos. Esta é geralmente a idade mais baixa em que a criança tem um grau de compreensão adequado para permitir uma cooperação suficiente para o tratamento.

As crianças mais velhas programadas para extracções ortodônticas também podem beneficiar de sedação por inalação. Estas crianças podem não ter um medo particular do tratamento de rotina, mas as extracções múltiplas de dentes permanentes ou procedimentos cirúrgicos, tais como a exposição de caninos, podem ser algo traumáticas. A sedação pode ajudar a tornar o procedimento mais aceitável e o tempo passa mais rapidamente. Outra indicação chave para a sedação por inalação é o tratamento de adultos que têm uma fobia geral (ao contrário dos dentários) a agulhas ou injecções. Estes indivíduos consideram impossível aceitar a punção venosa e a canulação venosa. Podem beneficiar consideravelmente da sedação por inalação, quer como única forma de sedação, quer em combinação com sedação intravenosa. Em muitos casos, o nível de sedação e analgesia alcançado com a sedação por inalação é suficiente para que o paciente receba uma injecção anestésica local na mucosa com o mínimo de desconforto e a simples odontologia operatória pode então ser realizada. Contudo, para pacientes com uma ansiedade ou fobia grave à odontologia, pode ser necessário suplementar a sedação por inalação com uma técnica intravenosa. Nestes indivíduos, a sedação por inalação é utilizada para induzir um nível de sedação suficiente para permitir a canulação venosa. Uma vez a cânula localizada com sucesso, o sedativo intravenoso pode ser administrado e o fornecimento de óxido nitroso terminado. A sedação por inalação é também utilizada para várias categorias especiais de pacientes que estão em risco devido aos efeitos depressivos respiratórios dos agentes intravenosos. Estes incluem pacientes com anemia falciforme ou asma, que beneficiam do nível garantido de oxigenação (pelo menos 30% e geralmente significativamente mais) utilizado na sedação por inalação. Para os poucos doentes com alergia comprovada a sedativos intravenosos, a única técnica alternativa de sedação pode ser a sedação por inalação.

Contra-indicações

Muitas das contra-indicações à sedação por inalação são relativas ou temporárias e incluem:

- infecções do tracto respiratório superior

- amígdalas grandes ou adenoides

- doença respiratória grave

- respiradouros bucais

- crianças muito pequenas

- dificuldades de aprendizagem moderadas a graves

- perturbações psiquiátricas graves

- mulheres grávidas

Comparação de vários agentes inalatórios

Table 8.4 Physical properties of inhalational anaesthetics that are currently available in the UK.

	Boiling point at atmospheric pressure (°C)	Vapour pressure at 20°C (kPa)	MAC in O_2 (% v/v)	MAC in 70% N_2O (v/v)	Oil-gas partition coefficient	Blood-gas partition coefficient
Nitrous oxide	–88	5200	104		1.4	0.46
Halothane	50.2	32.4	0.75	0.26	224	2.3
Isoflurane	48.5	31.9	1.17	0.41	98	1.4
Sevoflurane	58.5	21.3	1.8	0.62	53	0.65
Desflurane	23.5	88.3	6.6	2.3	19	0.42

Table 8.3 Biological properties of inhalational anaesthetics in current use in the UK.

Properties	Nitrous oxide	Halothane	Isoflurane	Sevoflurane	Desflurane
Onset/offset of action	Extremely rapid	Less rapid	Rapid	Extremely rapid	Extremely rapid
Analgesic properties	Marked	Poor	Moderate	Moderate	Moderate
Effect on respiration	Non-irritant Respiratory rate ↑ Tidal volume ↓ P_{CO_2} normal (enters air space)	Non-irritant Respiratory rate ↑ Tidal volume ↓↓ P_{CO_2} ↑	Slightly irritant Respiratory rate ↑ Tidal volume ↓↓ P_{CO_2} ↑	Non-irritant Respiratory rate ↑ Tidal volume ↓↓ P_{CO_2} ↑	Pungent and irritant Respiratory rate ↑ Tidal volume ↓↓ P_{CO_2} ↑
Effect on cardiovascular system	Little or no effect Cardiac sensitivity to catecholamines ↑ / ↓	Heart rate ↓↓ BP ↓↓ Cardiac output ↓↓ Peripheral resistance ↓ Cardiac sensitivity to catecholamines ↑↑↑	Heart rate ↑↑ BP ↓↓ Cardiac output ↓ Peripheral resistance ↓↓ Cardiac sensitivity to catecholamines ↑ Coronary steal ?	Heart rate ↑ / ↓ BP ↓↓ Cardiac output ↓ (slight) Peripheral resistance ↓ Cardiac sensitivity to catecholamines ↑ Coronary steal ?	Heart rate ↑ BP ↓↓ Cardiac output ↓ Peripheral resistance ↓↓ Cardiac sensitivity to catecholamines ↑ Coronary steal ?
Effects on electroencephalogram	None	Decreased voltage Burst suppression	Decreased voltage Burst suppression	Decreased voltage Burst suppression	Decreased voltage Burst suppression
Cerebral blood flow	↑	↑↑↑	↑	↑	↑
Potentiation of non-depolarizing blockade	None	Moderate	Marked	Marked	Marked
Effect on uterus	None	Slight relaxation	Slight relaxation	Slight relaxation	Slight relaxation
Metabolism (%)	Minimal	15–25	0.2	3	0.02
Fluoride production	None	Minimal	Minimal	Significant	Minimal
Toxicity and hypersensitivity reactions	Inactivation of vitamin B12 Neutropenia	Hepatic damage (rare)	None	Renal toxicity?	None

↑ or ↓, minimal change; ↑↑ or ↓↓, moderate change; ↑↑↑, marked change; ↑ / ↓, no change.

Equipamento para sedação por inalação

Sistemas de entrega antecipada

Para a primeira demonstração pública de anestesia com éter, Morton utilizou um frasco de vidro especialmente construído com uma boquilha acoplada. Em Inglaterra, John Snow desenvolveu um novo tipo de inalador de éter e assumiu a prática da anestesia do éter como um esforço a tempo inteiro. O seu aparelho forneceu válvulas para evitar a re-respiração, e embora tenha experimentado métodos de absorção de dióxido de carbono, não o desenvolveu como uma técnica clinicamente útil. John Snow estava consciente das dificuldades associadas com o simples bocal que era utilizado com um lábio nasal por Wells e Morton. No seu livro sobre éter publicado em 1847, ele afirma o seguinte:

> Para alguns dos pacientes adultos, depois de terem perdido a consciência, fizeram esforços instintivos tão fortes para respirar pelas narinas, que o ar foi forçado através das condutas lacrimais, e ocasionalmente sustiveram a respiração por pouco tempo, e estavam a ficar roxos no rosto, quando as narinas tiveram de ser libertadas, durante um curto período de tempo, para permitir a respiração do ar externo, e assim foi ocasionado um atraso.

Muitos tipos de aparelhos de anestesia foram desenvolvidos para fornecer anestesia através do método de insuflação, em que um pequeno cateter foi colocado com a sua ponta perto da carina para fornecer ar e éter ou clorofórmio. Estes aparelhos de fluxo contínuo não dependiam do movimento respiratório para oxigenação e baseavam-se no trabalho de Samuel Meltzer (1851-1920) e John Auer (1875-1948), que demonstraram a sua utilização segura em animais. Foi uma solução para o problema do pneumotórax e da descompensação respiratória durante a cirurgia torácica. A máquina de fluxo contínuo de C. A. Elsberg (1871-1948) foi descrita em 1911 e passou por várias modificações. O popular modelo Shipway foi usado por Francis E. Shipway (1875-1968) para fornecer anestesia ao Rei George V de Inglaterra para ressecção de costelas e drenagem de empiema, um feito pelo qual Shipway foi nomeado cavaleiro. Em retrospectiva, é evidente que estas máquinas de fluxo contínuo não eram capazes de eliminar dióxido de carbono em todos os casos, e acabaram por ser desenvolvidas máquinas de anestesia que permitiam a respiração de e para a respiração através de um tubo endotraqueal de grande diâmetro.

Gases comprimidos e válvulas redutoras

De grande importância na concepção do aparelho de anestesia moderno foi a compressão de gases em cilindros metálicos. O oxigénio e o óxido nitroso estavam disponíveis sob compressão já em 1885 através dos fabricantes S. S. White de Filadélfia e Messrs. Coxeter de Londres. Isto permitiu o desenvolvimento de máquinas compactas capazes de prolongar a entrega de anestésicos, sem a incómoda característica de reservatórios de baixa pressão. A primeira máquina de gás anestésico de Frederick Hewitt concebida para administrar misturas de oxigénio e óxido nitroso tinha dois cilindros de óxido nitroso e uma garrafa de oxigénio; a mistura era introduzida num grande saco de respiração através de um jugo de cilindro duplo. As concentrações de oxigénio podiam ser ajustadas na torneira perto da máscara. As suas concentrações preferidas de oxigénio eram de 5% a 8%. Com a adição de oxigénio, tentou "dispensar a cianose, a respiração brusca e irregular, os movimentos estertores profundos e clónicos das extremidades".

A invocação da válvula redutora é acreditada a Jay Albion Heidbrink (1857-1957), um anestesista de Minneapolis que observou que a abertura dos cilindros de alta pressão muitas vezes congelou à medida que os gases eram libertados. Ele descreveu uma válvula que reduziu as altas pressões dos tanques a pressões de trabalho e incorporou este dispositivo no seu Anestesiador Heidbrink. Na Alemanha, Heinrich Drager (1847-1917) e o seu filho Bernhard Drager (1870- 1928) desenvolveram válvulas redutoras para controlar um fluxo uniforme e preciso de gás de dióxido de carbono retirado de cilindros de cerveja, e estas válvulas foram mais tarde utilizadas nos primeiros aparelhos de anestesia. Outros refinamentos das primeiras máquinas foram adicionados por James T. Gwathmey e H. Edmund G. Boyle (1875-1941), principalmente através da adição de banhos de água aquecida com bolha para estimativa do fluxo de gás. A máquina Boyle passou várias quantidades de oxigénio através do éter com um medidor de "visão da água". Este caudalímetro estimou o fluxo através do vaporizador a partir de quantos dos furos estavam a gerar bolhas. A Heidbrink melhorou ainda mais o medidor de fluxo utilizando um flutuador invertido num tubo de conicidade variável com calibrações marcadas na lateral. Os flutuadores rotativos, também chamados rotâmetros, têm ranhuras inclinadas cortadas no aro que os fazem rodar, e são mais precisos do que os flutuadores esféricos ou não rotativos. Os rotâmetros foram introduzidos em 1908 por Karl Kuppers e utilizados pela primeira vez na anestesia em 1910.

Absorção de dióxido de carbono

Os anestesistas da primeira metade do século XX não tiveram o privilégio de visitar apenas um hospital durante um dia de trabalho. As visitas a várias instituições poderiam ter lugar num único dia, com os profissionais trazendo consigo os seus próprios sistemas de entrega e medicamentos à medida que viajavam. Compreensivelmente, a portabilidade e a eliminação do desperdício eram uma prioridade porque estes anestesistas pagavam pelos próprios agentes. Um desenvolvimento que conservou gases e vapores foi a utilização de sistemas que absorviam dióxido de carbono expirado e permitiam a re-respiração de gases expirados.

Foram feitas várias tentativas ineficazes para introduzir métodos de absorção de dióxido de carbono no século XIX. John Snow e Alfred Coleman (1828-1902) foram motivados a conservar os gases anestésicos que escapavam para a atmosfera através de válvulas não respiratórias. Coleman concebeu um sistema de absorção de dióxido de carbono, passando os gases expirados por cima de cal apagada rápida. Os gases recuperados foram então utilizados para anestésicos subsequentes. Franz Kuhn (18661929) descreveu a absorção de dióxido de carbono exalado com soda cal em 1905, mas o relatório não chamou a atenção.

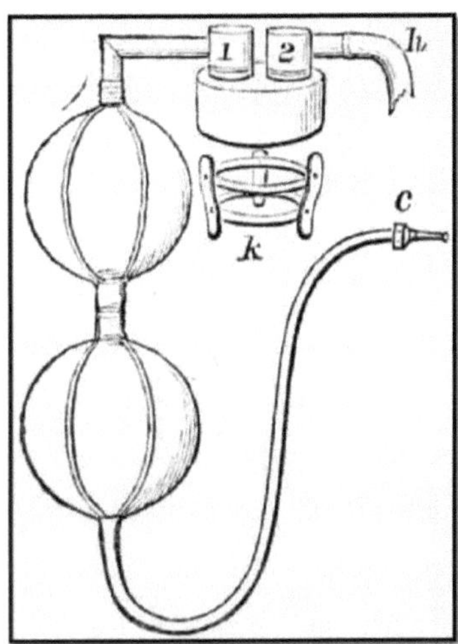

Fig.: O dispositivo de economia de Alfred Coleman. Os gases anestésicos entraram no saco inferior e passaram para o saco superior através de uma válvula unidireccional. Os gases foram inalados e exalados através do tubo (h) e passaram por cima de um recipiente de cal (1, 2) mantido numa estrutura (k) que eliminou o dióxido de carbono; c, entrada de gás. O gás conservado no saco superior foi utilizado durante uma administração anestésica posterior. *(De Coleman A: o aparelho economizador do Sr. Coleman para o re-incrustamento do gás. Br J Dent Sci 12:443, 1869).*

Dennis E. Jackson (1878-1980) demonstrou o uso de absorção de cal soda para manter níveis estáveis de anestesia durante várias horas em animais com consumo mínimo de éter.[2 Os animais receberam oxigénio adicional para satisfazer as necessidades metabólicas, mas os gases anestésicos foram re-respirados, resultando assim em economia e melhor manutenção da temperatura corporal e da humidade das vias respiratórias. Em 1923, Ralph Waters (1884-1979) (ver Fig. 1-18B), trabalhando depois como anestesista na cidade de Sioux, Iowa, contactou Jackson e concebeu um recipiente de cal para uso clínico. A lata foi fixada a uma mangueira de respiração perto do rosto, e embora a sua utilização fosse incómoda, o aparelho foi amplamente distribuído. O recipiente de cal soda em linha lançou a carreira académica de Waters, que mais tarde se tornou uma das figuras mais proeminentes da anestesiologia durante a primeira metade do século XX. Em 1930, Brian C. Sword alterou o recipiente Waters, fixando-o ao chassis de um carrinho móvel com duas mangueiras dirigidas para a via aérea, uma para gases inspirados e outra para gases expirados.

Vaporizadores controlados

Com a introdução de anestésicos voláteis mais potentes, como o halotano, tornou-se importante controlar cuidadosamente a concentração de vapor inspirado. Para resolver este problema, Lucien Morris inventou a chaleira de cobre para vaporizar anestésicos líquidos. A sua vantagem residia no facto de que, à medida que o agente era vaporizado, havia pouca alteração na temperatura do líquido anestésico. A chaleira de cobre podia ser utilizada com qualquer agente, desde que o profissional conhecesse a pressão de vapor do agente e as taxas de fluxo dos gases inspirados. Sem a adição de gases diluentes tais como óxido nitroso ou oxigénio, a chaleira de cobre poderia fornecer concentrações letais de vapor. Os vaporizadores de uso comum hoje em dia utilizam tiras bimetálicas que se dobram à medida que a temperatura baixa e permitem que mais gás fresco entre na câmara de vaporização. Os vaporizadores foram concebidos para todos os agentes actualmente em uso, incluindo halotano, enflurano, isoflurano, desflurano, e sevoflurano. Os aparelhos de anestesia modernos estão também equipados com sistemas de limpeza concebidos para minimizar a fuga de vapores anestésicos e de óxido nitroso para a sala de operações. Embora controversos, alguns estudos demonstraram que a exposição diária a vapores anestésicos em baixas concentrações pode ter efeitos secundários deletérios.

Ventiladores na Unidade de Cuidados Intensivos

O primeiro ventilador, o aparelho Fell-O'Dwyer, foi descrito em 1892. Foi utilizado já em 1896 para fornecer apoio respiratório em casos de envenenamento pelo ópio. Rudolph Matas, um cirurgião em Nova Orleães que contribuiu significativamente para o desenvolvimento precoce da anestesia regional nos Estados Unidos, foi um dos primeiros a utilizar o ventilador Fell-O'Dwyer durante a cirurgia torácica. Durante a epidemia de poliomielite, milhares de doentes afectados foram mantidos vivos com o respirador Drinker, frequentemente referido como o *pulmão de ferro*, um dispositivo de pressão negativa que rodeava o doente e fornecia movimento de ar para dentro e para fora dos pulmões. Um ventilador sueco chamado Spiropulsator foi introduzido em 1934 e modificado em 1947 por E. Trier Moerch (1908-1995). Este ventilador utilizava uma bomba de pistão para fornecer um volume fixo de gás. Os ventiladores hoje em dia são normalmente parte integrante do aparelho de anestesia e ar comprimido directo para um recipiente rígido contendo um fole que infla os pulmões. Bj0rn Ibsen (1915-), um anestesista dinamarquês, iniciou o conceito de unidades de cuidados intensivos no início da década de 1950 para cuidar de doentes com poliomielite e orientou a transição dos pulmões de ferro para ventiladores modernos. As unidades de cuidados intensivos tornaram-se desde então parte integrante do hospital moderno, com os anestesistas activamente envolvidos no seu funcionamento diário.

Requisitos gerais para anestesia inalatória

1. Deve estar disponível um sistema central de abastecimento de óxido nitroso e oxigénio, juntamente com tanques de reserva para utilização de emergência.

2. Um fluxo de oxigénio deve estar disponível para fornecer 100% de oxigénio, conforme necessário.

3. Deve ser razoavelmente preciso (+/- **5%** do conc. indicado)

4. Não deve começar a menos que haja oxigénio adequado

5. Deve ser incorporado um dispositivo à prova de falhas

6. Deve ser atendido dentro da área local por um vendedor que seja eficiente, competente e interessado.

Máquinas de analgesia

Actualmente, as máquinas mais frequentemente utilizadas na analgesia dentária são de fluxo contínuo. A sua função é fornecer gases suficientes para o paciente respirar, em vez do ar da sala da qual foi removido. A utilidade das máquinas de fluxo de procura tem sido investigada repetidamente, mas a sua superioridade sobre o tipo de fluxo contínuo ainda não foi estabelecida.

Tipos de unidades de sedação inalatória:

1. unidades de fluxo de procura

2. unidades de fluxo contínuo

3. sistema portátil

4. sistema de armazenamento central

5. sistema de armazenamento central com cabeças móveis

6. botijas de gás comprimido

7.	garrafa de oxigénio e conteúdo

8.	cilindros e conteúdo de óxido nitroso

9.	reguladores

Unidades de fluxo de procura

Não fornece gás continuamente ao paciente, mas varia a taxa e o volume de gás fornecido de acordo com as exigências e necessidades respiratórias do paciente. Pode ser comparado com a máscara facial utilizada pela SCUBA, que funciona com base no mesmo princípio.

Vantagem:

Economia obtida a partir do volume reduzido de gases comprimidos utilizados

Desvantagens

1. O fluxo volumétrico de gases anestésicos por minuto não é visível não é visível nem registado em qualquer parte da máquina. Portanto, a falta de capacidade de monitorizar visualmente o fluxo de gases para o paciente é uma grande desvantagem.

2. Falta de precisão na válvula misturadora.

Exemplos de unidades de sedação inalatória de fluxo de procura são Jectaflow, Walton, Mckesson Euthesor, Mckesson Nargraph, Mckesson Narmatic. Uma unidade de fluxo de procura conhecida como Nitronox é utilizada no ambiente hospitalar e ambulatorial. Isto é único na medida em que o% não é ajustável (fixado em 50/50 O2 e N2 O) e extremamente preciso. Mas não pode ser titulado de forma a não ser utilizado na medicina dentária.

Máquinas de fluxo contínuo

Peças básicas:

1.	Fonte de gás à pressão apropriada da linha com duas válvulas redutoras

2.	medidores de caudal para medir o fluxo de gás e que incorpora mecanismos de segurança contra falhas

3.	saco do reservatório

4.	tubos condutores e máscaras faciais

5.	válvulas expiratórias

As máquinas foram concebidas especificamente para fornecer sedação por inalação na cirurgia dentária. Podem ser unidades autónomas ou unidades de gás canalizado. Estão disponíveis várias marcas no Reino Unido, incluindo o Quantiflex MDM®, o Digital MDM Mixer® (Electrónico), e o Porter MXR Flowmeters. Permitem que uma percentagem variável de óxido nitroso e oxigénio seja entregue ao paciente através de uma máscara nasal. O fluxo de gás é contínuo, mas a taxa pode ser ajustada individualmente para corresponder ao volume minuto do paciente.

Unidades autónomas

As unidades autónomas transportam o seu próprio abastecimento de gás: duas garrafas de óxido nitroso e duas garrafas de oxigénio. Um cilindro de cada gás está em uso activo e o segundo cilindro é um fornecimento de reserva que deve ser sempre mantido cheio e deve ser rotulado em conformidade. As garrafas são fixadas à máquina com uma ligação específica de pino índice que impede a fixação das garrafas de gás erradas. O gás que sai dos cilindros passa por uma válvula de pressurização antes de passar para uma cabeça de controlo de fluxo.

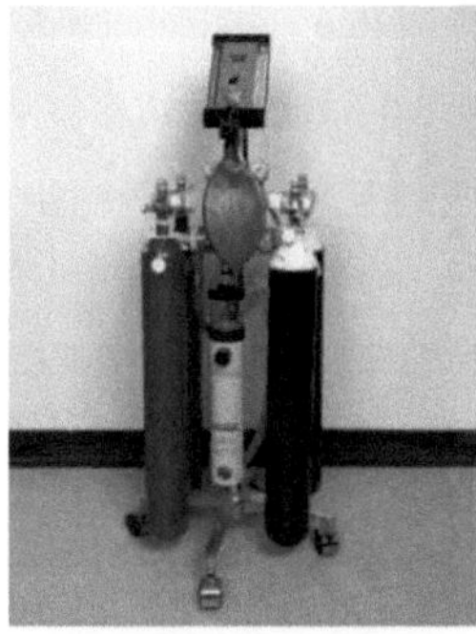

Fig: Máquina de sedação por inalação livre.

Unidade de gás canalizado

As unidades canalizadas consistem num sistema de tubagem que fornece o óxido nitroso e o oxigénio de cilindros remotos mantidos em unidades de armazenamento apropriadas.

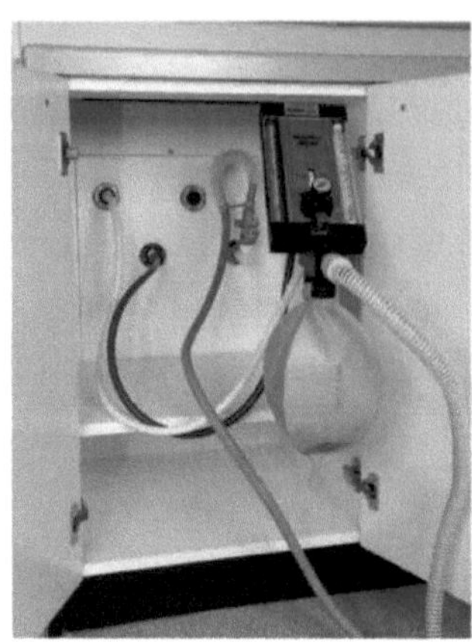

Fig: Sistema de sedação inalatória encanada

Cabeça da unidade de sedação

Tanto os sistemas independentes como os sistemas canalizados albergam as mesmas unidades de cabeça, dependendo do fabricante. O caudal de cada gás pode ser visualizado em dois medidores de caudal na cabeça de controlo, cada um calibrado em incrementos de um litro, até 10 litros por minuto. O óxido nitroso e o oxigénio são misturados na cabeça de controlo de fluxo. Um botão de controlo de fluxo regula o débito a que a mistura de gás é entregue ao paciente, e os mostradores de controlo de mistura determinam a percentagem relativa de óxido nitroso e oxigénio a ser entregue ao paciente. Na cabeça do Quantiflex MDM, o mostrador de controlo de mistura indica efectivamente a percentagem de oxigénio a ser administrada e é marcado em incrementos de 10%, de 100% para 30% (o nível mínimo). À medida que a concentração de oxigénio é alterada, o equilíbrio da mistura gasosa é automaticamente feito a 100% com óxido nitroso. No sistema Porter, existem mostradores de controlo separados para o óxido nitroso e o oxigénio. A cabeça de controlo também contém uma válvula de entrada de ar que se abre automaticamente para deixar entrar ar se houver qualquer pressão negativa no circuito respiratório. Assim, se o caudal de gás for inadvertidamente ajustado demasiado baixo para um determinado doente, a válvula de entrada de ar abrirá, de modo a que o doente possa respirar ar ambiente para além do volume de gás fornecido.

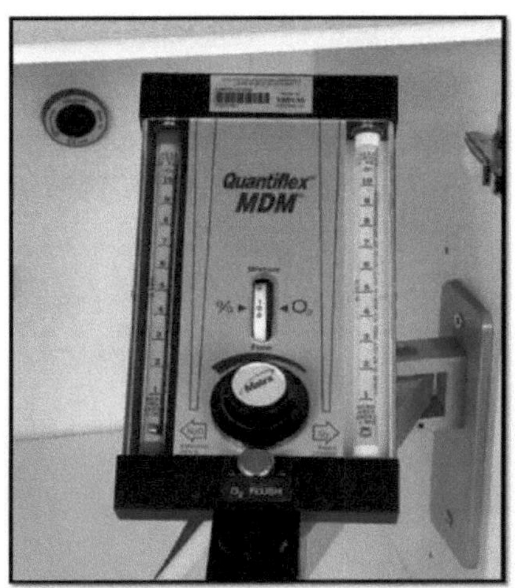

Fig: Quantiflex MDM®, cabeça de controlo de fluxo, mostrando medidores de óxido nitroso e de fluxo de oxigénio, mostrador de controlo de mistura, botão de controlo de fluxo e botão de descarga de oxigénio.

Saco do reservatório

Após deixar a cabeça de controlo de fluxo, a mistura de gás entra num saco de reservatório, que deve estar livre de látex . O saco do reservatório tem três objectivos principais:

J Permite que o caudal seja ajustado com precisão para corresponder ao volume minuto do paciente.

Se o saco esvaziar enquanto o paciente respira, então a taxa de fluxo é definida demasiado baixa para o volume minuto desse paciente. Em contraste, se o saco estiver continuamente sobre-inflado, então a taxa de fluxo é fixada demasiado alta. O ideal seria que o saco do reservatório ficasse cerca de três quartos cheio, deflacionando ligeiramente à medida que o paciente inspira e reabastecendo à medida que o paciente expira.

J Como coadjuvante da monitorização clínica. A observação regular do movimento da bolsa durante o tratamento permite a monitorização da taxa respiratória e da profundidade.

J Para ventilação por pressão positiva manual em caso de emergência. Isto só pode ser eficaz se as válvulas na máscara e no sistema de respiração forem primeiro fechadas.

Sistema de fornecimento de gás

A mistura de gás é administrada ao paciente através de uma mangueira de distribuição de gás ligada à porta de entrada de uma máscara nasal adequada. Há vários tamanhos de máscaras nasais de borracha disponíveis e é importante seleccionar uma que proporcione a melhor vedação com o rosto do paciente. Uma máscara mal ajustada permitirá a fuga de gás, o que diminui a eficácia da sedação e conduz à poluição da cirurgia dentária. O paciente inspira gás fresco da máscara e depois exala o gás residual de volta para a máscara. O gás exalado passa através da porta de saída da máscara para uma mangueira de limpeza. Uma válvula unidireccional na mangueira de aspiração ou sistema de máscara impede que o gás residual seja re-incrustado. O gás exalado é activamente removido por um sistema de limpeza personalizado.

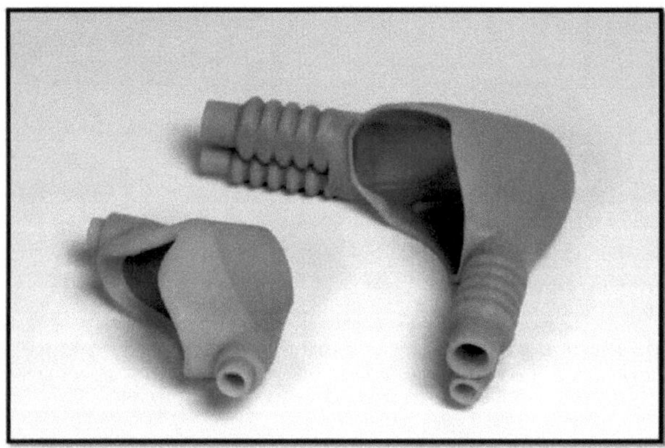

Fig : Máscara nasal de sedação por inalação, mostrando as unidades internas e externas.

Sistema portátil

Neste sistema, as garrafas de gás comprimido são fixadas à unidade de sedação inalatória no conjunto da canga. Este sistema é utilizado em escritórios onde a frequência de utilização de N2O-O2 é baixa ou em situações em que a despesa de um sistema de armazenamento central é proibitiva.

Drawback

A principal desvantagem é a sua economia. Como utilizam cilindros de gás comprimido mais pequenos ("E"), que consequentemente requerem mais substituição em vez dos tamanhos maiores como "G" e "H" utilizados nos sistemas centrais.

Sistema de armazenamento central

O fornecimento está localizado a uma distância da área em que os gases são entregues aos pacientes. Na área de tratamento, a Cabeça estará presente ao longo dos equipamentos acessórios para a entrega de gases. A cabeça é normalmente montada numa parede ou suporte... estão disponíveis em sistemas do tipo pneumático para os modernos sistemas digitais de fornecimento de gás. Os gases são fornecidos através de tubos de cobre, uma vez que não são portáteis, contêm significativamente mais gás comprimido do que os cilindros mais pequenos utilizados em sistemas portáteis.

Vantagem

Mais útil em escritórios que utilizam sedação inalatória de forma mais regular, pelo que o maior custo inicial é rapidamente compensado em poupanças obtidas com a utilização de botijas de gás maiores.

Sistema de armazenamento central com cabeças móveis

permite a utilização de uma unidade de sedação por inalação maior, situada num suporte portátil (sem o aparelho de jugo), que pode ser deslocada da área de tratamento à medida que surge a necessidade de sedação por inalação. A tubagem de ligação rápida fixa a unidade às saídas de oxigénio e N2O na parede em cada área de tratamento.

Utilizado principalmente em escritórios em que a economia do armazenamento central justifica a sua instalação mas a frequência de utilização da inalação não justifica a compra de cabeças para todas as áreas de tratamento.

Garrafas de gás comprimido

Os gases dispensados a uma pressão superior a 25 libras por polegada quadrada a 25° C são considerados gases comprimidos de acordo com DOT. Os cilindros que são utilizados para conter gases comprimidos são geralmente compostos por aço molibdénio e alumínio.

Todas as garrafas de gás comprimido são testadas de acordo com os regulamentos DOT de 5 em 5 anos para garantir a sua integridade. Os testes são realizados por pressão hidrostática interna, a cor do ombro é marcada com um selo metálico indicando a data da garrafa, datas dos testes com os regulamentos DOT. Os cilindros são concebidos para suportar 1,66 vezes a pressão habitual.

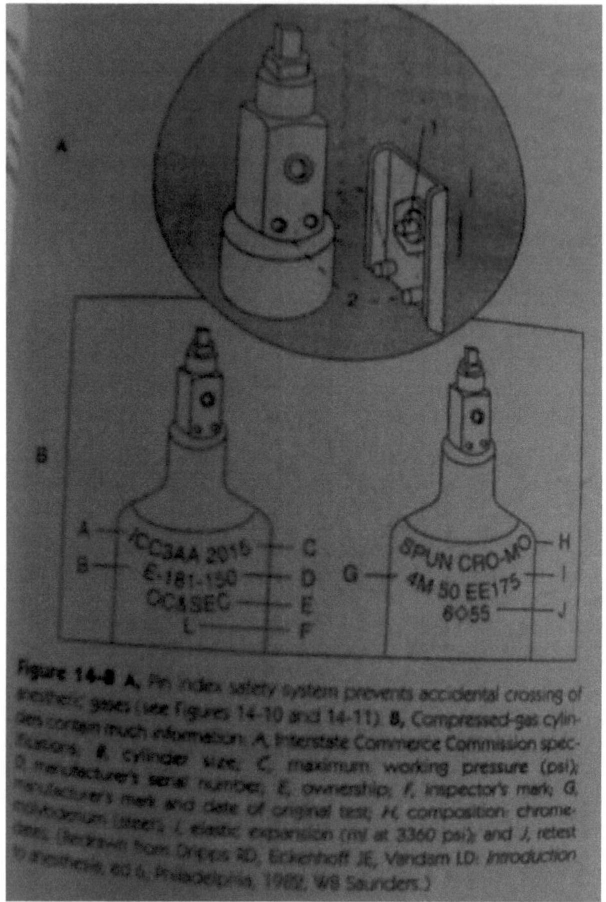

Figure 14-8 A, Pin index safety system prevents accidental crossing of anesthetic gases (see Figures 14-10 and 14-11) B, Compressed-gas cylinders contain much information: A, Interstate Commerce Commission specifications; B, cylinder size; C, maximum working pressure (psi); D, manufacturer's serial number; E, ownership; F, inspector's mark; G, manufacturer's mark and date of original test; H, composition: chrome-molybdenum steel; I, elastic expansion (ml at 3360 psi); and J, retest to anesthesia, ed 4, Philadelphia, 1982, WB Saunders.)

As seguintes considerações são importantes para a utilização de botijas de gás comprimido:

1. não utilizar graxa, óleo ou lubrificante de qualquer tipo para lubrificar válvulas de cilindros, calibres, reguladores ou outros acessórios.

2. Armazenar os cilindros em posições verticais

3. Armazenar os cilindros em áreas onde não há flutuação de temperatura

4. Evitar deixar cair os cilindros

5. Cilindros abertos no sentido dos ponteiros do relógio

6. Fechar bem a válvula do cilindro quando não estiver a ser utilizada

7. Os cilindros devem ser *rachados* antes de serem ligados ao aparelho de sedação ou

anestesia. Este termo refere-se à abertura ligeira do cilindro permitindo que algum gás escape, soprando assim quaisquer partículas de pó que possam ter-se alojado no orifício do cilindro.

As estações de anestesia têm cilindros electrónicos para utilização quando uma fonte de abastecimento de gasodutos não está disponível ou o sistema de gasodutos falha. Como foi novamente demonstrado na literatura recente, os prestadores de serviços de anestesia podem facilmente tornar-se complacentes ao assumir que os cilindros de gás de reserva estão de facto presentes na parte de trás da estação de trabalho de anestesia e, além disso, se presentes, que contêm um fornecimento adequado de gás comprimido. Qualquer lista de verificação de pré-utilização deve conter passos que confirmem ambos. Os gases médicos fornecidos nos cilindros electrónicos são fixados ao equipamento de anestesia através do conjunto da canga de suspensão. O conjunto da canga de suspensão orienta e suporta o cilindro, fornece uma vedação estanque ao gás e assegura um fluxo unidireccional de gases para dentro do aparelho. Cada canga de suspensão está equipada com o sistema de segurança Pin Index Safety System (PISS). O PISS é uma salvaguarda introduzida para eliminar a troca de cilindros e a possibilidade de colocar acidentalmente o gás incorrecto numa canga concebida para acomodar outro gás. Dois pinos metálicos no conjunto da forquilha são dispostos de modo a projectarem-se nos orifícios correspondentes na válvula da garrafa. Cada gás ou combinação de gases tem uma disposição específica de pinos.Uma vez ligados os cilindros, os gases comprimidos podem passar das suas respectivas fontes de cilindros de alta pressão para o aparelho de anestesia . Uma válvula de retenção é localizada a jusante de cada cilindro se for utilizado um conjunto de dois iogurtes. Esta válvula de retenção serve para várias funções. Em primeiro lugar, minimiza a transferência de gás de um cilindro a alta pressão para um com pressão mais baixa. Segundo, permite que um cilindro vazio seja trocado por um cheio enquanto o fluxo de gás continua do outro cilindro para o aparelho com uma perda mínima de gás ou pressão de alimentação. Terceiro, minimiza as fugas de um cilindro aberto para a atmosfera se um cilindro estiver ausente. Um manómetro de pressão de fornecimento de um cilindro está localizado a jusante das válvulas de retenção. O manómetro indicará a pressão no cilindro com a pressão mais elevada quando dois cilindros de reserva do mesmo gás forem abertos ao mesmo tempo. Cada fonte de fornecimento da garrafa tem uma válvula redutora de pressão conhecida como o regulador de pressão da garrafa. Este reduz a pressão de armazenamento elevada e variável presente num cilindro para uma pressão mais baixa e constante adequada para utilização no equipamento de anestesia. O regulador de pressão da garrafa de oxigénio reduz a pressão da garrafa de oxigénio de um máximo de 2200 psig para aproximadamente 45 psig. O regulador de pressão da garrafa de óxido nitroso recebe uma pressão de até 745 psig e reduz-a para cerca de 45 psig. As válvulas da garrafa de fornecimento de gás devem ser desligadas quando não estiverem a ser utilizadas, excepto durante o período de checkout da máquina pré-operatória. Se as válvulas de alimentação da garrafa forem deixadas ligadas, a alimentação da garrafa de reserva pode ser silenciosamente esgotada sempre que a pressão no interior da máquina diminuir para um valor inferior à pressão da garrafa regulada. Por exemplo, a pressão de oxigénio dentro da máquina pode diminuir abaixo dos 45 psig com a descarga de oxigénio ou possivelmente mesmo durante a utilização de um ventilador accionado pneumaticamente, particularmente com altos caudais inspiratórios. Além disso, a pressão de fornecimento da tubagem de todos os gases pode cair para menos de 45 psig se existirem problemas no sistema de tubagem central. Se os cilindros forem deixados ligados quando isto ocorrer, acabarão por se esgotar e não poderá haver fornecimento de reserva se ocorrer uma falha na tubagem. A quantidade de tempo que um aparelho de anestesia pode funcionar a partir de abastecimentos de E-cylinder é geralmente preocupante. Isto está a tornar-se particularmente importante para os prestadores de cuidados anestésicos, agora que o equipamento de anestesia está a ser utilizado com maior frequência no contexto de cuidados anestésicos em escritórios e à distância (fora do bloco operatório) dentro dos hospitais. Para o oxigénio, o volume de gás que permanece no cilindro é proporcional à pressão do cilindro. Um autor propôs a seguinte equação para ajudar a estimar o tempo restante

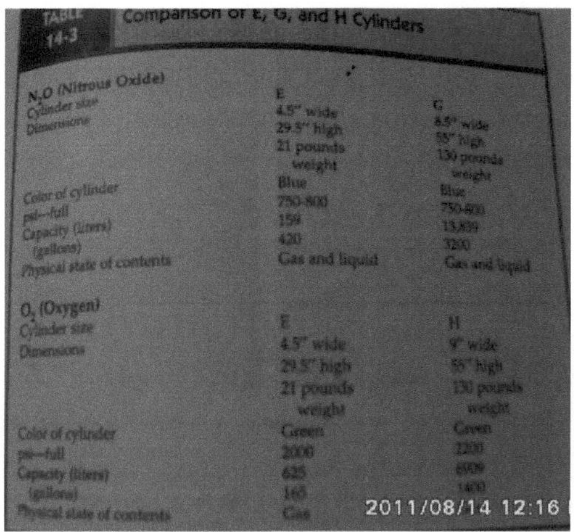

TABLE 14-3 Comparison of E, G, and H Cylinders

N₂O (Nitrous Oxide)	E	G
Cylinder size		
Dimensions	4.5" wide	8.5" wide
	29.5" high	55" high
	21 pounds weight	130 pounds weight
Color of cylinder	Blue	Blue
psi—full	750-800	750-800
Capacity (liters)	159	13,839
(gallons)	420	3200
Physical state of contents	Gas and liquid	Gas and liquid
O₂ (Oxygen)	E	H
Cylinder size		
Dimensions	4.5" wide	9" wide
	29.5" high	55" high
	21 pounds weight	130 pounds weight
Color of cylinder	Green	Green
psi—full	2000	2200
Capacity (liters)	625	6900
(gallons)	165	1400
Physical state of contents	Gas	Gas

As estações de anestesia têm cilindros electrónicos para utilização quando uma fonte de abastecimento de gasodutos não está disponível ou o sistema de gasodutos falha. Como foi novamente demonstrado na literatura recente, os prestadores de serviços de anestesia podem facilmente tornar-se complacentes ao assumir que os cilindros de gás de reserva estão de facto presentes na parte de trás da estação de trabalho de anestesia e, além disso, se presentes, que contêm um fornecimento adequado de gás comprimido. Qualquer lista de verificação pré-utilização deve conter passos que confirmem ambos.

Os gases médicos fornecidos em cilindros electrónicos são fixados ao equipamento de anestesia através do conjunto do cangote de suspensão. O conjunto da canga de suspensão orienta e suporta o cilindro, fornece uma vedação estanque ao gás e assegura um fluxo unidireccional de gases para dentro da máquina. Cada canga de cabide está equipada com o **Sistema de Segurança Pin Index (PISS).** O PISS é uma salvaguarda introduzida para eliminar a troca de cilindros e a possibilidade de colocar acidentalmente o gás incorrecto numa canga concebida para acomodar outro gás. Dois pinos metálicos no conjunto da forquilha são dispostos de modo a projectarem-se nos orifícios correspondentes na válvula da garrafa. Cada gás ou combinação de gases tem uma disposição específica de pinos. Uma vez ligados os cilindros, os gases comprimidos podem passar das suas respectivas fontes de cilindros de alta pressão para o aparelho de anestesia.

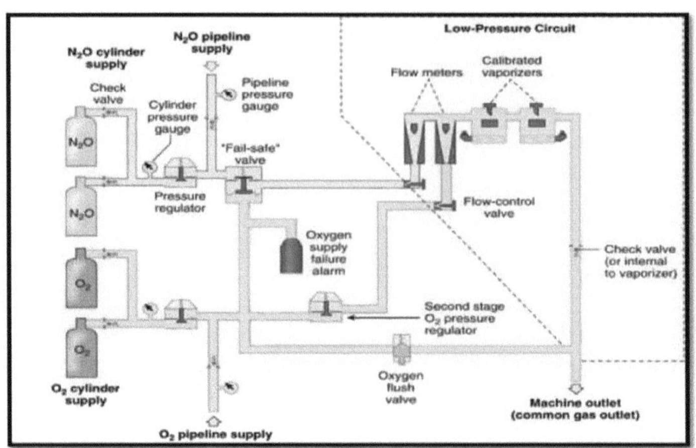

Figura Diagrama de um aparelho de anestesia genérico de dois gases. *(Modificado com permissão de Check-Out, um Guia de Inspecção Pré-Operatória de um equipamento de anestesia. Park Ridge, IL, American Society of Anesthesiologists, 1987).*

Uma válvula de retenção está localizada a jusante de cada cilindro se for utilizado um conjunto de dois iogurtes. Esta válvula de retenção serve para várias funções. Em primeiro lugar, minimiza a transferência de gás de um cilindro a alta pressão para um com pressão mais baixa. Segundo, permite que um cilindro vazio seja trocado por um cheio enquanto o fluxo de gás continua do outro cilindro para a máquina com uma perda mínima de gás ou pressão de alimentação. Terceiro, minimiza as fugas de um cilindro aberto para a atmosfera se um cilindro estiver ausente. Um manómetro de pressão de fornecimento de um cilindro está localizado a jusante das válvulas de retenção. O manómetro indicará a pressão no cilindro com a pressão mais elevada quando dois cilindros de reserva do mesmo gás forem abertos ao mesmo tempo. Cada fonte de fornecimento da garrafa tem uma válvula redutora de pressão conhecida como o regulador de pressão da garrafa. Este reduz a pressão de armazenamento elevada e variável presente num cilindro para uma pressão mais baixa e constante adequada para utilização no aparelho de anestesia. O regulador de pressão da garrafa de oxigénio reduz a pressão da garrafa de oxigénio de um máximo de 2200 psig para aproximadamente 45 psig. O regulador de pressão da garrafa de óxido nitroso recebe uma pressão de até 745 psig e reduz-a para cerca de 45 psig.

As válvulas do cilindro de fornecimento de gás devem ser desligadas quando não estão a ser utilizadas, excepto durante o período de checkout da máquina pré-operatória. Se as válvulas de abastecimento da garrafa forem deixadas ligadas, o abastecimento da garrafa de reserva pode ser silenciosamente esgotado sempre que a pressão no interior da máquina diminuir para um valor inferior à pressão da garrafa regulada. Por exemplo, a pressão de oxigénio dentro da máquina pode diminuir abaixo dos 45 psig com a descarga de oxigénio ou possivelmente mesmo durante a utilização de um ventilador accionado pneumaticamente, particularmente com altos caudais inspiratórios. Além disso, a pressão de fornecimento da tubagem de todos os gases pode cair para menos de 45 psig se existirem problemas no sistema de tubagem central. Se os cilindros forem deixados ligados quando isto ocorrer, acabarão por se esgotar e não poderá haver fornecimento de reserva se ocorrer uma falha na tubagem. A quantidade de tempo que um aparelho de anestesia pode funcionar a partir de abastecimentos de E-cylinder é geralmente preocupante. Isto está a tornar-se particularmente importante para os prestadores de cuidados anestésicos, agora que o equipamento de anestesia está a ser utilizado com maior frequência no contexto de cuidados anestésicos em escritórios e à distância (fora do bloco operatório) dentro dos hospitais. Para o oxigénio, o volume de gás que permanece no cilindro é proporcional à pressão do cilindro. Um autor propôs a seguinte equação para ajudar a estimar o tempo restante. É de notar que este cálculo fornecerá uma estimativa bruta do tempo restante e poderá não ser exacta. Além disso, os utilizadores devem ser advertidos de que a utilização de um ventilador mecânico de accionamento pneumático aumentará drasticamente as taxas de utilização de oxigénio, diminuindo assim o tempo que resta até ao esgotamento do cilindro. A ventilação manual com baixas taxas de fluxo de gás fresco pode consumir menos de 5% da quantidade de oxigénio consumida pelos ajustes intermediários do medidor de fluxo, juntamente com a utilização de ventilação mecânica com propulsão pneumática. Uma vez que os ventiladores de anestesia do tipo pistão, como os encontrados na série Drager Medical Fabius GS e Narkomed 6000, não afectam as taxas de consumo de oxigénio, podem ser preferíveis aos ventiladores convencionais movidos a gás em configurações práticas que dependem da utilização de botijas de gás comprimido como fonte primária de gás.

Dispositivos de segurança de falha de pressão de fornecimento de oxigénio

As fontes de fornecimento de oxigénio e óxido nitroso existiam como entidades independentes em modelos mais antigos de aparelhos de anestesia, e não tinham interface pneumática ou mecânica. Por conseguinte, a falha abrupta ou insidiosa da pressão de oxigénio tinha o potencial de levar ao fornecimento de uma mistura hipóxica. A norma

ASTM F1850-00 de 2000 afirma que "O aparelho de anestesia deve ser concebido de modo a que sempre que a pressão de fornecimento de oxigénio for reduzida para um valor inferior ao mínimo especificado pelo fabricante, a concentração de oxigénio fornecido não deve diminuir abaixo de 19% na saída de gás comum". Vários destes dispositivos são descritos nas secções seguintes.

Dispositivos de Alarme Pneumáticos e Electrónicos

Muitos aparelhos de anestesia mais antigos possuem um dispositivo de alarme pneumático que emite um aviso quando a pressão de fornecimento de oxigénio diminui para um valor limite pré-determinado, como por exemplo 30 psig. A norma ASTM F1850-00 de 2000 determina que um alarme de prioridade média seja activado dentro de 5 segundos quando a pressão do oxigénio diminui abaixo de um limiar de pressão específico do fabricante Dispositivos de alarme electrónicos são agora utilizados para cumprir esta directriz.

Válvulas de segurança

Uma válvula à prova de falhas está presente na linha de gás que abastece cada um dos medidores de fluxo, excepto o oxigénio. Controlada pela pressão de fornecimento de oxigénio, a válvula desliga-se ou diminui proporcionalmente a pressão de fornecimento de todos os outros gases (óxido nitroso, ar, dióxido de carbono, hélio, azoto) à medida que a pressão de fornecimento de oxigénio diminui. Infelizmente, o nome errado "fail safe" levou à ideia errada de que a válvula impede a administração de uma mistura hipóxica. Tal não é o caso. Máquinas que ou não estão equipadas com um sistema de dosagem de fluxo (ver "Sistemas de Proporção") ou cujo sistema pode ser desactivado pelo utilizador podem fornecer uma mistura hipóxica em condições normais de trabalho. Em tal sistema, a válvula de controlo do fluxo de oxigénio pode ser fechada intencionalmente ou acidentalmente. A pressão normal do oxigénio manterá as outras linhas de gás abertas para que possa resultar uma mistura hipóxica.

Muitas máquinas Datex-Ohmeda estão equipadas com uma válvula à prova de falhas conhecida como válvula de fecho do sensor de pressão, como mostra a figura. Esta válvula funciona de uma forma de limiar e ou é aberta ou fechada. A pressão de alimentação de oxigénio abre a válvula, e a mola de retorno da válvula fecha a válvula. A figura mostra uma válvula de fecho do sensor de pressão de óxido nitroso com um limiar de pressão de 20 psig. Na figura, uma pressão de fornecimento de oxigénio superior a 20 psig é exercida sobre o diafragma móvel. Esta pressão move o pistão e o pino para cima e a válvula abre-se. O óxido nitroso flui livremente para a válvula de controlo do fluxo de óxido nitroso. Na Figura 25-8B , a pressão de fornecimento de oxigénio é inferior a 20 psig, e a força da mola de retorno da válvula fecha completamente a válvula. O fluxo de óxido nitroso pára na válvula fechada à prova de falhas, e não avança para a válvula de controlo do fluxo de óxido nitroso va

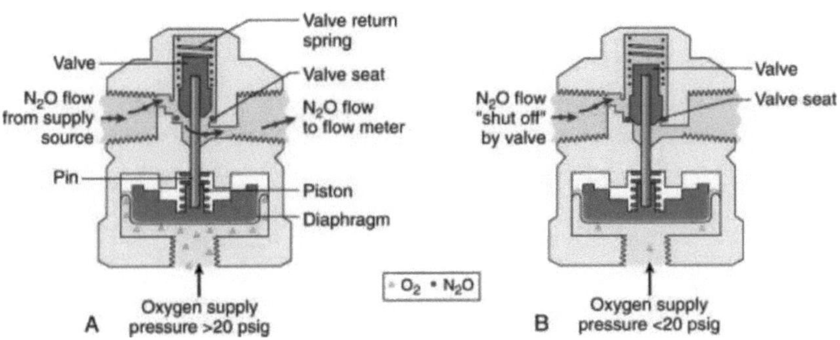

Figura Válvula de fecho do sensor de pressão. A válvula está aberta em **A** porque a pressão de fornecimento de oxigénio é maior do que o valor limiar de 20 psig. A válvula está fechada em **B devido** a uma pressão de oxigénio inadequada. *(Retirada com permissão de Bowie E, Huffman LM: The Anesthesia Machine: Essentials for Understanding. Madison, WI, Ohmeda, A Division of BOC Health Care, Inc., 1985.*

A North American Drager utiliza uma válvula de segurança diferente conhecida como **<u>dispositivo de protecção contra falhas de oxigénio (OFPD)</u>** para fazer a interface entre a pressão de oxigénio e a de outros gases, tais como o óxido nitroso ou outros gases inertes. Em contraste com a válvula de fecho do sensor de pressão de oxigénio da Datex-Ohmeda, a OFPD baseia-se num princípio de proporcionalidade em vez de um princípio de limiar. A pressão de todos os gases controlados pela OFPD diminuirá proporcionalmente com a pressão do oxigénio. O OFPD consiste num conjunto de bocal de assento ligado a um pistão com mola (Fig.). A pressão de fornecimento de oxigénio no painel esquerdo da figura é de 50 psig. Esta pressão empurra o pistão para cima, o que obriga o bocal a afastar-se do assento da válvula. O óxido nitroso sozinho ou combinado com outros gases avança em direcção à válvula de controlo de fluxo a 50 psig. A pressão de oxigénio no painel direito é de 0 psig. A mola é expandida e força o bocal contra o assento, impedindo assim o fluxo através do dispositivo. Finalmente, o painel central mostra uma pressão intermédia de oxigénio de 25 psig. A força da mola fecha parcialmente a válvula. A pressão de óxido nitroso entregue à válvula de controlo de fluxo é de 25 psig. Existe um continuum de configurações intermediárias entre os extremos (0 a 50 psig) da pressão de fornecimento de oxigénio. Estas configurações de válvulas intermédias são responsáveis pela natureza proporcional da OFPD. Um conceito importante a ser compreendido com estes dispositivos específicos de segurança contra falhas é que a válvula de fecho do sensor de pressão Datex-Ohmeda é um limiar na natureza (tudo ou nada), enquanto que a Drager OFPD é um sistema de dosagem do tipo de fluxo variável.

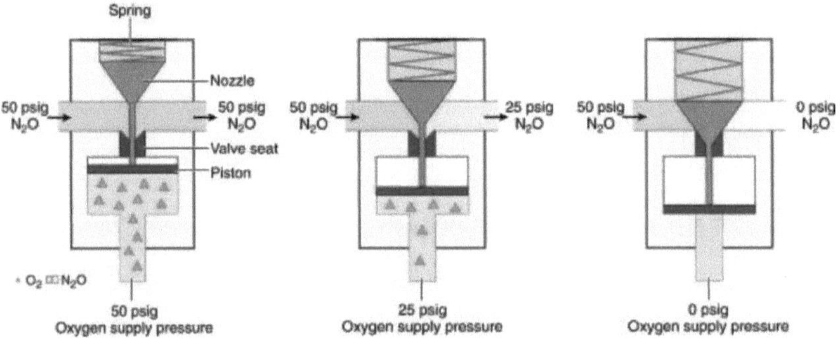

Figura Um dispositivo de protecção contra falha de oxigénio que responde proporcionalmente às alterações na pressão de fornecimento de oxigénio. Ver texto para detalhes. *(Redenhado com permissão do Sistema de Anestesia Narkomed 2A. Manual de Serviço Técnico, 6ª ed. Telford, PA, North American Dräger, Junho de 1985).*

Características de segurança do equipamento de sedação por inalação:

1. ***Fornecimento mínimo de oxigénio*** **:** A máquina é construída de modo a que o fornecimento mínimo de oxigénio seja de 30% do volume total de gás, independentemente do volume total de gases a fluir. Isto assegurará que o paciente receba sempre uma mistura de gás com uma percentagem de oxigénio mais elevada do que a que está presente no ar normal da sala (>21%), eliminando praticamente o risco de induzir uma anestesia completa.

2. ***Corte automático de gás:*** Ocorre um corte automático de todo o fornecimento de gás se o fornecimento de oxigénio falhar ou se o fornecimento de oxigénio descer abaixo dos 30%. Isto só ocorreria se a garrafa de oxigénio ficasse sem gás ou se houvesse obstrução ou fuga no sistema de alta pressão. Esta característica também garante que 100% de óxido nitroso nunca poderá ser fornecido ao paciente.

3. ***Código de cores*** : Todos os componentes associados ao óxido nitroso são de cor azul, e o oxigénio branco. Isto inclui o medidor de caudal, a tubagem do cilindro e/ou a saída do gás para a válvula redutora de pressão.

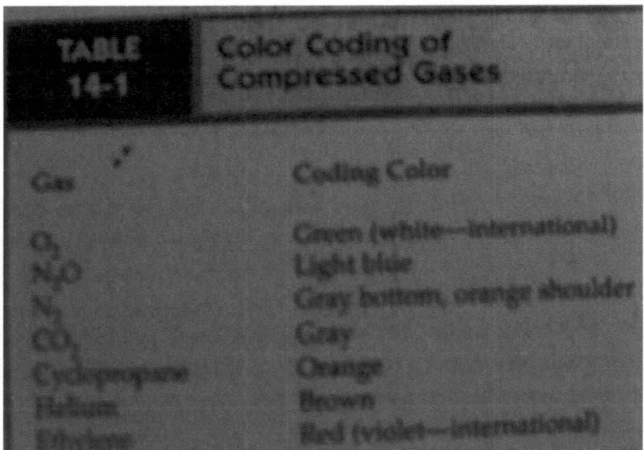

4. ***Sistema de índice de pinos***: Na unidade independente, este sistema assegura que as garrafas de oxigénio e de óxido nitroso não podem ser trocadas. Na unidade encanada, os tamanhos das saídas das paredes de oxigénio e de óxido nitroso diferem.

5. ***Mostradores de pressão de gás***: Os mostradores de pressão permitem ao operador assegurar-se de que existem fornecimentos de gás suficientes antes e durante o tratamento.

6. ***Alarme sonoro***: Um alarme deve ser audível para indicar quando os níveis de oxigénio estão a cair.

7. ***Limpeza***: **As** unidades de limpeza activas devem estar disponíveis para reduzir a poluição da cirurgia com óxido nitroso.

Verificações de equipamento

A máquina de sedação por inalação e os aparelhos associados devem ser sempre cuidadosamente verificados antes da sua utilização:

Níveis de gás: Para a unidade independente, cada garrafa de oxigénio deve ser ligada separadamente e o mostrador de pressão deve ser verificado. Pelo menos uma garrafa deve estar completamente cheia e quaisquer garrafas que apresentem leituras baixas devem ser trocadas. O caudal deve ser ligado ao máximo e o mostrador deve ser novamente verificado para garantir que não há diminuição da pressão. Se tal diminuição ocorrer, indicaria que ou a quantidade de gás na garrafa é baixa ou há uma obstrução na parte de alta pressão do sistema. O cilindro cheio deve então ser desligado e rotulado como cheio. Os cilindros de óxido nitroso precisam de ser pesados para confirmar a quantidade de gás. O óxido nitroso é armazenado como um líquido sob pressão e o mostrador de pressão não indicará com precisão a quantidade de líquido na garrafa. A capacidade das garrafas para fornecer um fluxo suficiente de gás também deve ser testada. É mais prático quando a unidade é montada pela primeira vez para assegurar que as etiquetas completas e em uso são colocadas de forma apropriada e estas são sempre verificadas quando as garrafas são substituídas.

Vazamentos no sistema: Deve ser feita uma verificação de fugas no sistema, ocluindo a máscara nasal com uma mão, permitindo que o saco do reservatório se encha e depois aperte-o com força. O saco não deve esvaziar a menos que o gás seja forçado através da máscara nasal, passando pela mão de oclusão. Qualquer outra deflação do saco indica uma fuga.

Corte automático de gás: Para a unidade independente, a eficácia do recorte de segurança deve ser testada ligando tanto o oxigénio como o óxido nitroso, colocando o mostrador de controlo da mistura a 50% de oxigénio/50% de óxido nitroso e o caudal a 8 litros/minuto. Quando a garrafa de oxigénio é desligada, o óxido nitroso deve ser automaticamente cortado dentro de alguns segundos. Para o sistema encanado, para cortar o fornecimento de oxigénio, o fornecimento de saída da parede deve ser desligado.

Botão de descarga de oxigénio: O botão de descarga de oxigénio deve ser testado para assegurar que é produzido um fluxo de gás quando este é activado.

Tubagem de gás e válvulas unidireccionais: A tubagem de gás deve ser inspeccionada para detectar rasgões ou perecimento e a válvula de via única no membro expiratório ou máscara do sistema respiratório deve estar no lugar.

Fornecimento de gás activado: Para a unidade independente os cilindros correctos devem ser ligados e as suas válvulas totalmente abertas Para o sistema encanado assegurar que as mangueiras de gás estão ligadas às tomadas de parede.

Absorventes de dióxido de carbono

Muito tem aparecido na literatura ultimamente sobre a questão das reacções químicas adversas entre materiais absorventes de dióxido de carbono e agentes anestésicos. Algumas destas interacções indesejáveis são bastante dramáticas, tais como o sevoflurano interagindo com o Baralyme dessecado e resultando em incêndios dentro do sistema respiratório e lesões graves do paciente. Embora outras fontes de ignição e fogo no sistema respiratório continuem a ser descritas, o problema Baralyme- sevoflurano é algo único, na medida em que nada "invulgar" é acrescentado ou removido do sistema respiratório para que isto ocorra. Outras reacções como o desflurano ou sevoflurano com absorventes dessecados de base forte podem produzir mais morbilidade insidiosa do paciente e mesmo a morte pela libertação de subprodutos como o monóxido de carbono (CO) ou o composto A. Embora os materiais absorventes possam ser problemáticos, ainda assim representam um componente importante do sistema respiratório circular. Diferentes sistemas respiratórios de anestesia eliminam o dióxido de carbono com diferentes graus de eficiência. Os sistemas de círculo fechado e semicerrado *requerem* ambos que o dióxido de carbono seja absorvido dos gases exalados para evitar a hipercapnia. Se se pudesse conceber um absorvente ideal de dióxido de carbono, as suas características incluiriam falta de reactividade com anestésicos comuns, ausência de toxicidade, baixa resistência ao fluxo de ar, baixo custo, facilidade de manuseamento, e eficiência na absorção de dióxido de carbono.

O Recipiente Absorvente

Nos aparelhos de anestesia modernos, o recipiente absorvente é composto por um ou dois recipientes de plástico transparente sozinho ou dispostos em série. As latas podem ser enchidas com absorvente a granel solto ou com absorvente fornecido pela fábrica em cartuchos descartáveis de plástico pré-preenchidos chamados de *pré-embalagens*. Os grânulos livres do absorvente a granel podem criar uma fuga clinicamente significativa se se alojarem entre o recipiente de plástico transparente e a junta do anel em O do absorvente. As fugas também têm sido causadas por pré-embalagens defeituosas que eram maiores do que as especificações de fábrica. As pré-embalagens também podem causar obstrução total do sistema circular se o invólucro de plástico transparente não for removido antes da utilização.

Química de Absorventes

Duas formulações de absorventes de dióxido de carbono estão hoje geralmente disponíveis: cal soda e cal hidróxido de cálcio (Amsorb). Destes agentes, o mais comummente utilizado é a cal soda cálcica. Todos servem para eliminar o dióxido de carbono do circuito respiratório com diferentes graus de eficiência. Anteriormente, um produto conhecido como Baralyme, ou cal hidróxido de bário, era frequentemente utilizado. Este composto tinha uma interacção significativa com drogas anestésicas voláteis contemporâneas e foi voluntariamente retirado do mercado após vários contratempos terem sido relatados na literatura (ver mais adiante).

Em peso, a composição aproximada da cal soda de "alta humidade" é 80% hidróxido de cálcio, 15% água, 4% hidróxido de sódio, e 1% hidróxido de potássio (um activador). São adicionadas pequenas quantidades de sílica para produzir silicato de cálcio e de sódio. Esta adição produz um pellet mais duro e estável, reduzindo assim a formação de pó. A eficiência da absorção da cal soda varia inversamente com a sua dureza; por conseguinte, utiliza-se pouco silicato na cal soda cal contemporânea. O hidróxido de sódio é o catalisador para as propriedades de absorção de dióxido de carbono da cal soda. Baralyme é uma mistura de aproximadamente 20% de hidróxido de bário e 80% de hidróxido de cálcio. Pode também conter algum hidróxido de potássio. Baralyme é o absorvente primário de dióxido de carbono implicado como um agente que pode produzir incêndios no sistema respiratório quando utilizado com sevoflurano. A cal hidróxido de cálcio é um dos mais recentes absorventes de dióxido de carbono clinicamente disponíveis. Consiste principalmente em hidróxido de cálcio e cloreto de cálcio e contém dois agentes de fixação: sulfato de cálcio e polivinilpirrolidina. Estes dois últimos agentes servem para aumentar a dureza e a porosidade do agente. A vantagem mais significativa do hidróxido de cálcio calcário sobre outros agentes é a sua falta das bases fortes hidróxido de sódio e potássio. A ausência destes químicos elimina a produção indesejável de CO e da substância nefrotóxica conhecida como composto A, e pode reduzir ou eliminar a possibilidade de um incêndio no circuito respiratório. As desvantagens mais significativas da cal de hidróxido de cálcio são (1) menor capacidade de absorção - cerca de 50% menos do que os absorventes que contêm bases fortes - e (2) geralmente maior custo por unidade do que outros absorventes.

O tamanho dos grânulos absorventes reais foi determinado ao longo do tempo por tentativa e erro. O tamanho actual das partículas representa um compromisso entre a resistência ao fluxo de ar e a eficiência de absorção. Quanto menor o tamanho do grânulo, maior a área de superfície disponível para absorção. Contudo, à medida que a dimensão das partículas diminui, a resistência ao fluxo de ar aumenta. O tamanho granular da cal soda e Baralyme utilizado na prática clínica situa-se entre 4 e 8 mesh, um tamanho em que a área de superfície absorvente e a resistência ao fluxo são optimizadas. O tamanho da malha refere-se ao número de aberturas por polegada linear numa peneira através da qual as partículas granulares podem passar. Uma peneira de 4 malhas significa que existem quatro aberturas de um quarto de polegada por polegada linear. Da mesma forma, uma peneira de 8 malhas tem oito por polegada linear

A absorção de dióxido de carbono por absorventes como a cal soda ocorre através de uma série de reacções químicas; não é um processo físico como a imersão de água numa esponja. O dióxido de carbono combina com a água para formar ácido carbónico. O ácido carbónico reage com os hidróxidos para formar carbonato de sódio (ou potássio) e água. O hidróxido de cálcio aceita o carbonato para formar carbonato de cálcio e hidróxido de sódio (ou potássio). As equações são as seguintes:

1. $CO_2 + H_2O \rightleftharpoons H_2CO_3$

2. $H_2CO_3 + 2NaOH (KOH) \rightleftharpoons Na_2CO_3 (K_2CO_3) + 2H_2O + Heat$

3. $Na_2CO_3 (K_2CO_3) + Ca(OH)_2 \rightleftharpoons CaCO_3 + 2NaOH (KOH)$

Algum dióxido de carbono pode reagir directamente com Ca(OH)2, mas esta reacção é muito mais lenta.

Capacidade de Absorção

A quantidade máxima de dióxido de carbono que pode ser absorvida pela cal soda é de 26 L de CO2 por 100 g de absorvente. A capacidade de absorção da cal de hidróxido de cálcio é significativamente menor e foi reportada como sendo de 10,2 L por 100 g de absorvente. Contudo, como mencionado anteriormente, a capacidade de absorção é o produto tanto da reactividade química disponível como da disponibilidade física (grânulos). À medida que os grânulos absorventes se acumulam nas latas absorventes, formam-se inevitavelmente pequenas passagens. Estas pequenas passagens canalizam os gases preferencialmente através de áreas de baixa resistência. Devido a este fenómeno, a capacidade de absorção funcional da cal soda ou da cal hidróxido de cálcio pode ser substancialmente reduzida. Na prática, como resultado da canalização, a eficiência da cal sodada pode ser reduzida de tal forma que apenas 10 a 20 L ou menos de dióxido de carbono podem ser realmente absorvidos por 100 g de absorvente.

Indicadores

A violeta etílica é o indicador de pH adicionado tanto à cal sódica como à cal hidróxido de cálcio para ajudar a avaliar a integridade funcional do absorvente. Este composto é um corante de trifenilmetano substituído com um pH crítico de 10,3. O violeta etílico muda de incolor para violeta quando o pH do absorvente diminui como resultado da absorção de dióxido de carbono. Quando o absorvente é fresco, o pH excede o pH crítico do corante indicador, e existe na sua forma incolor . Contudo, à medida que o absorvente se esgota, o pH diminui abaixo de 10,3, e o violeta etílico muda para a sua forma violeta devido à desidratação do álcool. Esta alteração na cor indica que a capacidade de absorção do material foi consumida. Infelizmente, em algumas circunstâncias a violeta etílica pode nem sempre ser um indicador fiável do estado funcional do absorvente. Por exemplo, a exposição prolongada do violeta etílico à luz fluorescente pode produzir uma fotodesactivação deste corante. Quando isto ocorre, o absorvente aparece branco mesmo que possa ter um pH reduzido e a sua capacidade de absorção tenha sido esgotada.

Figura A e **B**, Violeta Etilo. Ver texto para detalhes. *(Reimpresso com permissão de Andrews JJ, Johnston RV Jr, Bee DE, Arens JF: Fotodesactivação da violeta de etilo: Um perigo potencial da Sodasorb. Anestesiologia 72:59, 1990).*

Alguns materiais absorventes mais recentes podem também incluir indicadores que revelam se o material se tornou obsoleto. Os utilizadores devem consultar a literatura dos fabricantes do produto para determinar se o seu material absorvente utiliza este tipo de indicador.

Interacções de Anestésicos Inalados com Absorventes

É importante e desejável ter absorventes de dióxido de carbono que não libertem partículas ou fumos tóxicos nem produzam compostos tóxicos quando expostos a anestésicos comuns. A cal soda e a Baralyme encaixam geralmente nesta descrição, mas os anestésicos inalados interagem com os absorventes até certo ponto. Historicamente falando, um anestésico pouco comum, o tricloroetileno, reage com a cal soda para produzir compostos tóxicos. Na presença de álcali e calor, o tricloroetileno degrada-se para a neurotoxina cerebral dicloroetileno, que pode causar lesões do nervo craniano e encefalite. O fosgénio, um potente irritante pulmonar, também é produzido e pode causar síndrome de angústia respiratória do adulto.

Foi demonstrado que o Sevoflurano produz produtos de degradação após interacção com absorventes de dióxido de carbono. O principal produto de degradação produzido é um composto de olefinas conhecido como fluorometil-2,2-difluoro-1-(trifluorometil)éter vinílico, ou composto A. Durante a anestesia com sevoflurano, os factores que aparentemente levam a um aumento na concentração do composto A incluem (1) técnicas anestésicas de baixo fluxo ou de circuito fechado, (2) utilização de Baralyme em vez de cal soda, (3) concentrações mais elevadas de sevoflurano no circuito anestésico, (4) temperaturas absorventes mais elevadas, e (5) absorvente fresco. Curiosamente, a desidratação do Baralyme aumenta a concentração do composto A, mas a desidratação da cal soda diminui a concentração do composto A. Aparentemente, os produtos de degradação libertados durante condições clínicas não resultam normalmente em efeitos adversos nos seres humanos, mesmo durante a anestesia de baixo fluxo, mas são necessários mais estudos para verificar esta observação.

Os absorventes de base forte dessecados podem também degradar os anestésicos inalatórios contemporâneos a concentrações clinicamente significativas de CO, bem como o trifluorometano, que podem interferir com a monitorização de gases anestésicos. Sob certas condições, este processo pode produzir concentrações muito elevadas de carboxihemoglobina que atingem 35% ou mais. Níveis mais elevados de CO são mais prováveis após contacto prolongado entre absorvente e anestésico, bem como após o desuso de um absorvente durante pelo menos 2 dias, especialmente durante um fim-de-semana. Assim, relatórios de casos descrevendo envenenamento por CO têm sido mais comuns em doentes anestesiados na segunda-feira de manhã, presumivelmente porque o fluxo contínuo do aparelho de anestesia desidratou os absorventes durante o fim-de-semana. Caudais de gás fresco de 5 L/min ou superior através do sistema de respiração e absorvente (sem um paciente ligado) são suficientes para causar uma secagem crítica do material absorvente. A situação é ainda pior quando o saco respiratório é deixado fora do circuito respiratório. A ausência do saco do reservatório facilita o fluxo retrógrado através do sistema circular. Uma vez que o folheto da válvula inspiratória produz alguma resistência ao fluxo, o fluxo de gás fresco toma o caminho retrógrado de menor resistência através do absorvente e para fora da montagem do saco respiratório de 22 mm.

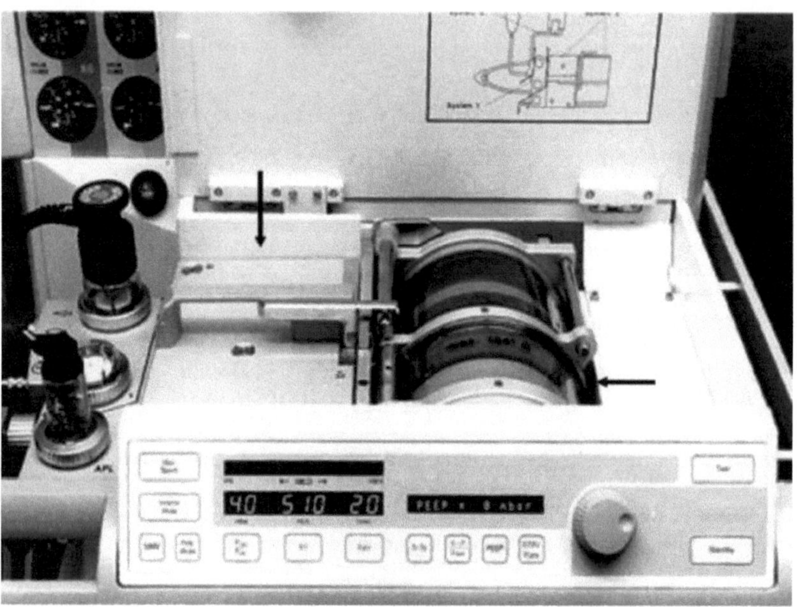

Figura 25-27 O Drager Medical Narkomed 6000 com o seu ventilador de circuito único. A *seta horizontal* indica a unidade do cilindro do pistão do ventilador Divan. A *seta vertical* indica o colector de válvulas rectangular para desacoplamento de gás fresco.

Vários factores parecem aumentar a produção de CO e os consequentes níveis elevados de carboxihemoglobina, incluindo (1) o anestésico inalado utilizado (para um dado múltiplo MAC, a magnitude da produção de CO do maior para o menor é desflurano > enflurano > isoflurano >> halotano = sevoflurano), (2) a secura do absorvente (o absorvente completamente seco produz mais CO do que o absorvente hidratado), (3) o tipo de absorvente (a um determinado teor de água, a Baralyme produz mais CO do que a cal soda), (4) a temperatura (o aumento da temperatura aumenta a produção de CO), (5) a concentração anestésica (mais CO é produzido com concentrações anestésicas mais elevadas), (6) baixos caudais de gás fresco, e (7) tamanho reduzido do animal experimental (paciente) por 100 g de absorvente.

Foram sugeridas várias intervenções para reduzir a incidência da exposição ao CO em humanos submetidos à anestesia geral. Tais intervenções incluem (1) educar o pessoal de anestesia sobre a causa da produção de CO; (2) desligar o equipamento de anestesia na conclusão do último caso do dia para eliminar o fluxo de gás fresco, que seca o absorvente; (3) mudar o absorvente de CO se se verificar que o gás fresco está a fluir durante a verificação do equipamento matinal; (4) re-hidratação do absorvente dessecado por adição de água ao absorvente; (5) alteração da composição química da cal soda para reduzir ou eliminar o hidróxido de potássio (tais produtos agora disponíveis incluem Dragersorb 800 Plus, Sofnolime, e Spherasorb), e (6) utilização de material absorvente isento de hidróxido de sódio e potássio, tal como a cal de hidróxido de cálcio. A eliminação do hidróxido de sódio e potássio da cal sódica dessecada diminui ou elimina a degradação do desflurano ao CO e sevoflurano ao composto A, mas não compromete a absorção do dióxido de carbono.

Uma complicação extremamente rara, mas potencialmente fatal, relacionada com o absorvente de dióxido de carbono utilizado é o desenvolvimento de incêndios dentro do sistema respiratório. Especificamente, isto pode ocorrer como resultado de interacções entre os absorventes de base forte (particularmente Baralyme) e o sevoflurano anestésico inalado. Em Agosto de 2003, os Laboratórios Abbott alteraram a bula do sevoflurano para descrever este fenómeno raro e as condições em que ele pode ocorrer. Quase 1 ano mais tarde, no Outono de 2004, foram publicados vários relatórios de casos descrevendo lesões de doentes relacionadas com este problema (todos envolvendo Baralyme). Parece que quando os absorventes de base forte dessecados são expostos ao sevoflurano, temperaturas de absorção de várias centenas de graus podem resultar da sua interacção A acumulação de temperaturas muito elevadas, a formação de subprodutos de degradação combustível (formaldeído, metanol e ácido fórmico), e o ambiente enriquecido com oxigénio ou óxido nitroso fornecem todos os substratos necessários para que um incêndio possa ocorrer.Evitar a utilização da combinação do sevoflurano com absorventes de base forte, particularmente o Baralyme e, especialmente se este se tiver tornado dessecado, é a melhor forma de evitar esta complicação invulgar e potencialmente fatal.

Ventiladores de Anestesia

O ventilador no moderno posto de anestesia serve como um substituto mecanizado para a mão do prestador de cuidados anestésicos na manipulação do saco do reservatório do sistema circular, do circuito de banho, ou de outro sistema de respiração. Tão recentemente como nos finais dos anos 80, os ventiladores de anestesia eram meros adjuvantes do equipamento de anestesia. Hoje em dia, alcançaram um papel central proeminente nos postos de trabalho de anestesia mais recentes. Para além do papel quase ubíquo do ventilador de anestesia na estação de trabalho de anestesia actual, muitas características avançadas de ventilação ao estilo de unidade de terapia intensiva (UCI) também foram integradas em ventiladores de anestesia. Os prestadores de cuidados anestésicos devem estar conscientes de que embora existam mais semelhanças do que nunca entre o actual ventilador anestésico e o ventilador da UCI, ainda subsistem algumas diferenças fundamentais nos parâmetros de ventilação e nos sistemas de controlo. Esta discussão centra-se na classificação, princípios de funcionamento e perigos associados aos ventiladores de anestesia contemporâneos.

Classificação

Os ventiladores podem ser classificados de acordo com a sua fonte de energia, mecanismo de accionamento, mecanismo de ciclismo, e tipo de fole. As secções seguintes analisam a classificação e terminologia dos ventiladores antes da discussão de ventiladores específicos para estações de trabalho de anestesia.

Fonte de energia

A fonte de energia necessária para operar um ventilador mecânico é fornecida por gás comprimido, electricidade, ou ambos. Os ventiladores pneumáticos mais antigos necessitavam apenas de uma fonte de energia pneumática para funcionar correctamente. Os ventiladores electrónicos contemporâneos da Drager Medical, Datex-Ohmeda, e outros, requerem ou uma fonte de energia eléctrica ou ambas.

<u>Classificação dos circuitos anestésicos + analgésicos</u>

1. Circuito fechado

Se for adicionado O2 suficiente para suprir as necessidades basais do organismo e o CO2 for absorvido, a mesma mistura de gases pode ser usada repetidamente, uma vez que é exalada sem alterações. O2 basal varia entre 200 e 400 ml/min, de modo que a anestesia do sistema fechado só pode ser utilizada com um aparelho capaz de fornecer pequenos volumes de gases medidos com precisão. todas as fugas devem ser eliminadas e é dado um caudal mínimo de 300 ml de oxigénio. O paciente é totalmente excluído da atmosfera e este sistema é utilizado com um círculo ou de e para o sistema de cal soda, e a ventilação artificial é prática durante todo o procedimento.

2. Sistemas semicerrados

Sistemas Mapleson

Em 1954 Mapleson descreveu e analisou cinco sistemas anestésicos semicerrados diferentes, e agora são classicamente referidos como os sistemas de Mapleson e são designados com as letras A a E. Posteriormente, em 1975 Willis e coautores descreveram o sistema F que foi adicionado aos cinco sistemas originais. Os sistemas Mapleson consistem em vários componentes comuns, incluindo uma máscara facial, uma válvula de mola, tubos de reservatório, tubos de entrada de gás fresco, e um saco de reservatório. Dentro dos sistemas Mapleson, podem ser vistos três grupos funcionais distintos: grupos A, BC, e DEF. O Mapleson A, também conhecido como circuito Magill, tem uma válvula de descarga por mola localizada perto da máscara facial, e o fluxo de gás fresco entra na extremidade oposta do circuito perto do saco do reservatório. Nos sistemas B e C, a válvula pop-off com mola está localizada perto da máscara facial, mas o tubo de entrada de gás fresco está localizado perto do paciente. A tubagem do reservatório e o saco de respiração servem como um membro cego onde gás fresco, gás de espaço morto, e gás alveolar podem ser recolhidos.

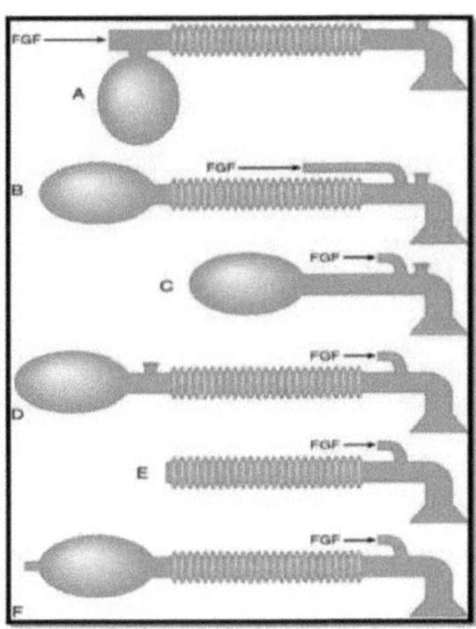

Figura Sistemas de respiração Mapleson A-F. *(Redenhado com permissão de Willis BA, Pender JW, Mapleson WW: Rebreathing in a T-piece: Estudos voluntários e teóricos da peça T de Jackson-Rees Modificação da peça T de Ayer durante a respiração espontânea. Br J Anesth 47: 1239, 1975).*

Finalmente, no grupo Mapleson D, E, e F ou "T-piece", o gás fresco entra perto do paciente, e o excesso de gás é libertado no extremo oposto do circuito. Ainda que os componentes e a sua disposição sejam simples, a análise funcional dos sistemas de Mapleson pode ser complexa. A quantidade de re-respiração de dióxido de carbono associada a cada sistema é multifactorial, e as variáveis que ditam a concentração final de dióxido de carbono incluem o seguinte: (1) a taxa de entrada de gás fresco, (2) a ventilação por minuto, (3) o modo de ventilação (espontânea ou controlada), (4) o volume corrente, (5) a frequência respiratória, (6) a razão inspiração/expiração, (7) a duração da pausa expiratória, (8) o pico da taxa de fluxo inspiratório, (9) o volume do tubo do reservatório, (10) o volume do saco respiratório, (11) a ventilação por máscara, (12) a ventilação através de um tubo endotraqueal, e (13) o local da amostragem de CO_2.O desempenho dos sistemas de Mapleson é melhor compreendido através do estudo da fase expiratória do ciclo respiratório. Ilustrações das várias disposições do componente do sistema de Mapleson podem ser encontradas na Figura . Durante a ventilação espontânea, o sistema Mapleson A tem a melhor eficiência dos seis sistemas, na medida em que requer uma taxa de entrada de gás fresco de apenas 1 vez por minuto de ventilação para evitar a re-respiração do dióxido de carbono. Os sistemas DEF são ligeiramente mais eficientes do que os sistemas BC. Para evitar a re-respiração de CO_2, os sistemas DEF requerem uma taxa de entrada de gás fresco de aproximadamente 2,5 vezes a ventilação por minuto, enquanto as taxas de entrada de gás fresco necessárias para os sistemas BC são um pouco mais elevadas: A > DFE > CB. Durante a ventilação controlada, DFE > BC > A. Os sistemas Mapleson A, B, e C são raramente utilizados hoje em dia, mas os sistemas D, E, e F são normalmente utilizados. Nos Estados Unidos, o representante mais popular do grupo DEF é o circuito Bain.

Circuito de Banho

O circuito de banho é um circuito coaxial e uma modificação do sistema Mapleson D. O tubo central de gás fresco entra no tubo ondulado exterior perto do saco do reservatório, mas o gás fresco esvazia-se efectivamente no circuito na extremidade do paciente. Os gases exalados entram na tubagem corrugada e são ventilados através da válvula expiratória perto do saco do reservatório. O circuito de banho pode ser utilizado tanto para ventilação espontânea como controlada. A taxa de entrada de gás fresco necessária para evitar a re-respiração é de 2,5 vezes a ventilação por minuto.

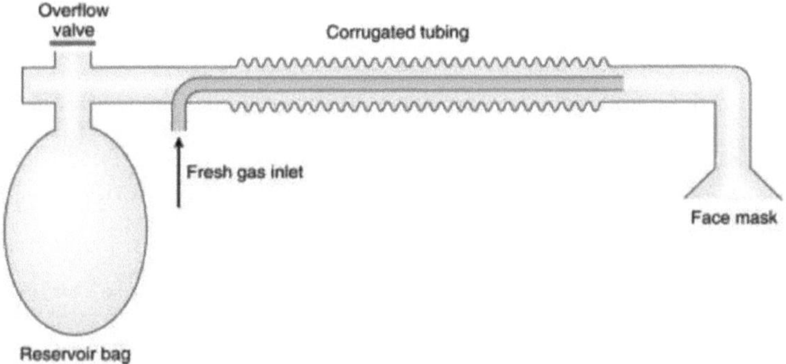

Figura O circuito de Banho. *[Redenhado com permissão de Bain]A, Spoerel WE: Um sistema anestésico aerodinâmico. CanAnaesth Soc J 19:426,1972]*

O circuito de banho tem muitas vantagens em relação a outros sistemas. É leve, conveniente, facilmente esterilizável, e potencialmente reutilizável. A remoção de gases da válvula expiratória é facilitada porque a válvula está localizada longe do paciente. Os gases expirados na tubagem do reservatório externo adicionam calor aos gases frescos inspirados pela troca de calor em contra-corrente. Os principais perigos relacionados com a utilização do circuito de banho são ou uma desconexão não reconhecida ou uma dobra da mangueira interna de gás fresco. Estes problemas podem causar hipercapnia como resultado de um fluxo de gás inadequado ou de uma maior resistência respiratória. Tal como com outros circuitos, um filtro antimicrobiano obstruído posicionado entre o circuito de Bain e o tubo endotraqueal pode resultar num aumento da resistência no circuito. Isto pode produzir hipoventilação e hipoxemia e pode mesmo imitar os sinais e sintomas de broncoespasmo grave.

O tubo corrugado exterior deve ser transparente para permitir uma inspecção contínua do tubo interior. A integridade do tubo interior pode ser avaliada conforme descrito por Pethick. Com a sua técnica, o oxigénio de alto fluxo é introduzido no circuito enquanto a extremidade do paciente é ocluída até que o saco do reservatório seja enchido. A extremidade do paciente é aberta, e o oxigénio é descarregado para o circuito. Se o tubo interno estiver intacto, o efeito venturi ocorre na extremidade do paciente. Isto causa uma diminuição da pressão dentro do circuito, e como resultado, o saco do reservatório esvazia-se. Pelo contrário, uma fuga no tubo interno permite a fuga de gás fresco para o membro expiratório, e o saco do reservatório permanecerá insuflado. Este teste é recomendado como parte da verificação pré-anestésica, se for utilizado um circuito de banho.

Sistemas de respiração em círculo

Durante muitos anos, o desenho geral do sistema de respiração circular mudou muito pouco de um fabricante de estação de trabalho de anestesia para o seguinte. Tanto os componentes individuais como a ordem em que apareceram no sistema circular eram consistentes entre as principais plataformas. Nos últimos anos, contudo, com a crescente complexidade tecnológica da estação de trabalho de anestesia, o sistema circular também sofreu algumas grandes alterações. Estas mudanças resultaram em parte de um esforço para melhorar a segurança dos pacientes (como na integração de desacopladores de gás fresco e limitadores de pressão inspiratórios), mas também permitiram a implementação de novos avanços tecnológicos. Duas dessas novas tecnologias importantes utilizadas em algumas novas estações de trabalho foram (1) o regresso à aplicação de ventiladores do tipo pistão de circuito único e (2) a utilização de novos dispositivos espirométricos que estão localizados no conector Y em vez de no local tradicional no membro do circuito expiratório. A discussão seguinte centra-se primeiro no sistema tradicional de respiração circular e é depois seguida por uma breve discussão de algumas variações na concepção de sistemas circulares mais recentes.

O Sistema Respiratório Tradicional Circle Breathing

O sistema de círculo continua a ser o sistema respiratório mais popular nos Estados Unidos. É assim denominado porque os seus componentes são dispostos de forma circular. Uma versão do sistema de círculo tradicional, referido como um "F universal" ou um "circuito de um só salto", tem aumentado em popularidade nos últimos anos. Embora estes sistemas pareçam muito diferentes externamente, têm a mesma disposição funcional global que o sistema de círculo tradicional, e a discussão seguinte é aplicável tanto ao sistema de círculo tradicional como ao sistema "universal F".

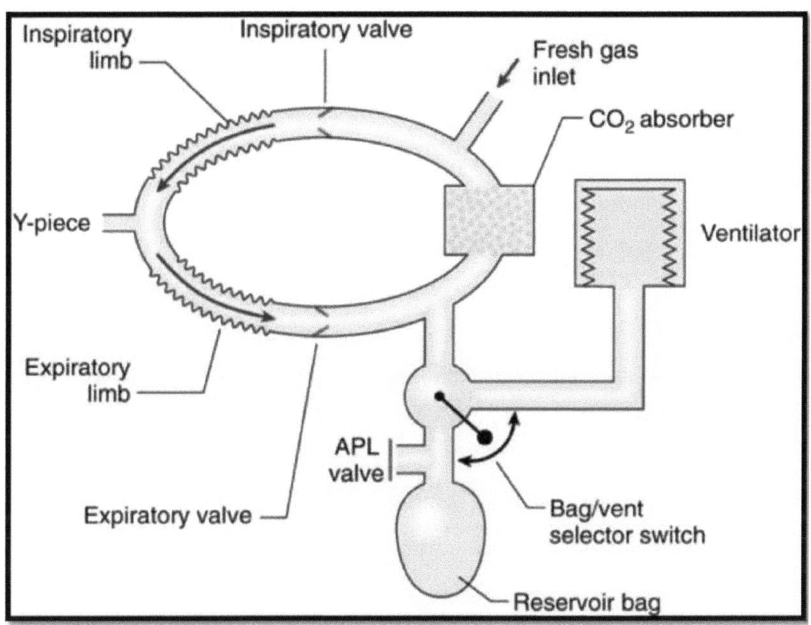

O sistema circular impede a re-respiração do dióxido de carbono pelo uso de absorventes de dióxido de carbono, mas permite a re-respiração parcial de outros gases exalados. A extensão da re-respiração dos outros gases exalados depende da disposição dos componentes do circuito de respiração e do caudal de gás fresco. Um sistema de círculo pode ser semi-aberto, semicerrado ou fechado, dependendo da quantidade de entrada de gás fresco. Um sistema semi-aberto não tem re-respiração e requer um fluxo muito elevado de gás fresco. Um sistema semicerrado está associado a alguma re-respiração de gases exalados e é a aplicação mais comummente utilizada nos Estados Unidos. Um sistema fechado é aquele em que o gás de entrada corresponde exactamente ao que está a ser absorvido, ou consumido, pelo paciente. Num sistema fechado há uma re-respiração completa dos gases exalados após absorção de dióxido de carbono, e a válvula de descarga (pop-off ou APL) ou a válvula de alívio do ventilador permanece fechada.

O sistema circular consiste em sete componentes primários, incluindo (1) uma fonte de entrada de gás fresco, (2) válvulas unidireccionais inspiratórias e expiratórias, (3) tubos corrugados inspiratórios e expiratórios, (4) um conector de peça em Y, (5) uma válvula de transbordamento ou de descarga referida como válvula APL, (6) um saco de reservatório, e (7) um recipiente contendo um absorvente de dióxido de carbono. As válvulas inspiratórias e expiratórias são colocadas no sistema para assegurar que o fluxo de gás através das mangueiras corrugadas permanece unidireccional. A entrada de gás fresco entra no círculo através de uma ligação a partir da saída de gás comum do aparelho de anestesia.

São possíveis inúmeras variações da disposição do círculo, dependendo das posições relativas das válvulas unidireccionais, da válvula pop-off, do saco do reservatório, do absorvedor de dióxido de carbono, e do local de entrada de gás fresco. No entanto, para evitar a re-respiração do dióxido de carbono *num sistema de círculo tradicional*, devem ser seguidas três regras: (1) uma válvula unidireccional deve ser localizada entre o paciente e o saco do reservatório tanto nos membros inspiratórios como expiratórios do circuito, (2) a entrada de gás fresco não pode entrar no circuito entre a válvula expiratória e o paciente, e (3) a válvula de transbordo (pop-off) não pode ser localizada entre o paciente e a válvula inspiratória. Se estas regras forem seguidas, qualquer disposição dos outros componentes impedirá a re-respiração do dióxido de carbono. Algumas estações de trabalho mais recentes de anestesia utilizam agora sistemas respiratórios circulares menos tradicionais. Dois destes sistemas são discutidos em pormenor mais tarde (ver "Variações das estações de trabalho de anestesia").

A disposição mais eficiente do sistema circular com a maior conservação de gases frescos é aquela em que as válvulas unidireccionais estão perto do paciente e a válvula de descarga rápida está localizada imediatamente a jusante da válvula expiratória. Este arranjo minimiza o gás de espaço morto e elimina preferencialmente os gases alveolares exalados. Um arranjo mais prático, o utilizado na maioria dos aparelhos de anestesia convencionais , é um pouco menos eficiente porque permite que os gases alveolares e do espaço morto se misturem antes de serem ventilados.

As principais vantagens do sistema circular sobre outros sistemas respiratórios incluem (1) manutenção de concentrações relativamente estáveis de gases inspirados, (2) conservação da humidade respiratória e do calor, e (3) prevenção da poluição do bloco operatório. Além disso, o sistema circular pode ser utilizado para anestesia de sistema fechado ou semicerrado com fluxos de gás fresco muito baixos. A maior desvantagem do sistema de círculo deriva da sua concepção complexa. Normalmente, o sistema de círculo pode ter 10 ou mais ligações diferentes. Estes locais de ligação múltipla preparam o palco para ligações erradas, desconexões, obstruções, e fugas. Numa recente análise de reclamações fechadas de resultados anestésicos adversos decorrentes de equipamento de fornecimento de gás, mais de um terço (25/72) das reclamações de má prática resultaram de ligações incorrectas ou desconexões do circuito respiratório.O mau funcionamento das válvulas unidireccionais do sistema circular pode resultar em problemas de perigo de vida. A re-respiração pode ocorrer se as válvulas permanecerem na posição aberta, e a oclusão total do circuito pode ocorrer se ficarem presas fechadas. Se a válvula expiratória estiver presa na posição fechada, pode resultar empilhamento da respiração e barotrauma ou volutrauma. Filtros obstruídos localizados no membro expiratório do sistema respiratório circular causaram um aumento da pressão das vias aéreas, colapso hemodinâmico, e pneumotórax de tensão bilateral. As causas de obstrução e falha do sistema circular incluem defeitos de fabrico, detritos, secreções de pacientes e obstrução de partículas de outras fontes estranhas como a nebulização de albuterol.

Limpeza e esterilização do equipamento

Limpeza do equipamento

1.   Os artigos devem ser embebidos, previamente enxaguados e a terra deve ser removida.

2.   Utilização de escovas apropriadas para tubos de ensaio

3.   Utilização de soluções regulares de sabão Esterilização

1.   utilização de estafeno

2.   Arruela ultravioleta e autoclave

3.   Utilização de septisol, Glutaraldeído

4.   Oxímetro de pulso, algemas de ECG para a tensão arterial devem ser limpas com álcool

Técnica de sedação por inalação

Controlos pré-operatórios

Antes de acompanhar o paciente à cirurgia, deve ser preenchida e assinada uma lista de controlo, que deve incluir

• Nome e data de nascimento do paciente

• Data do procedimento

- Operar o dentista e assistir a enfermeira dentária

- Equipamento presente e verificado, incluindo

- Equipamento dentário

- Equipamento de sedação

- Equipamento de emergência

- Controlos de doentes

- O paciente sabe o que está planeado

- Consentimento obtido

- História médica actualizada

- O paciente não jejua há mais de 2 horas

- Não foi consumido álcool nas 24 horas anteriores

- Acompanhante disponível

- Transporte para casa disponível.

Gestão de pacientes

O paciente deve então ser levado para a cirurgia pela enfermeira dentária e instalado na cadeira dentária. O procedimento de sedação por inalação é explicado e é mostrada ao paciente a máscara nasal. O paciente é encorajado a experimentá-la para que um tamanho apropriado possa ser seleccionado. É importante informar o paciente sobre os sentimentos positivos que ele terá durante a sedação. Deve ser-lhes assegurado que serão capazes de falar com o dentista durante o tratamento. É melhor reclinar o doente numa posição supina antes de iniciar a sedação, pois isto facilita a técnica e minimiza o risco de desmaio. Uma vez que o doente esteja confortável, é permitido que 100% de oxigénio flua através do sistema a aproximadamente 4 litros/minuto para crianças e 6 litros/minuto para adultos. O paciente é então solicitado a colocar a máscara nasal para permitir que o paciente se sinta em controlo e parte do processo. O médico garante então que a máscara encaixa bem para evitar fugas de gás. Pede-se ao paciente que tente manter a boca fechada e que respire lenta e regularmente. Deve ser dada uma tranquilidade constante. Observando o movimento do saco do reservatório e perguntando aos pacientes se se sentem confortáveis, a taxa de fluxo deve ser ajustada até ser atingido um volume minuto confortável. A administração de óxido nitroso pode então ser introduzida lentamente. Adiciona-se 10% de óxido nitroso rodando o mostrador de controlo da mistura para 90% de oxigénio. Os pacientes devem ser informados de que a tontura ou sensação de vertigem é normal, tal como um formigueiro quente nos pés e mãos. Podem também começar a sentir-se um pouco desligados do seu ambiente e experimentar mudanças na audição e visão. Nesta fase, é extremamente importante tranquilizar os pacientes através de conversas contínuas e encorajamento, salientando que os sentimentos serão positivos e agradáveis. O fluxo é mantido durante um minuto inteiro e depois a concentração de óxido nitroso é aumentada em mais 10%, para 20% (80% de oxigénio) durante um minuto inteiro. Posteriormente, o nível de óxido nitroso pode ser aumentado em incrementos de 5% ou 10% até 30% (70% de oxigénio), sendo a dose cuidadosamente titulada de acordo com a resposta do paciente. Se for necessária mais sedação, é essencial que o óxido nitroso seja aumentado em incrementos de 5% até que o ponto final seja alcançado. Durante todo o período de titulação é obrigatório utilizar a sugestão hipnótica sob a forma de contar histórias ou afirmação positiva para distrair e relaxar o paciente. O operador deve falar em baixos volumes com uma voz monótona. Um nível adequado de sedação é alcançado quando há relaxamento geral, o paciente está menos nervoso e menos falador, há formigueiro ou parestesia dos dedos, dedos dos pés e possivelmente dos lábios e nota-se uma resposta lenta ao interrogatório. Quando estes sinais são evidentes, o paciente deve ser perguntado se estaria disposto a iniciar o tratamento. Uma resposta positiva é uma boa indicação de que o ponto final foi alcançado. A concentração média de óxido nitroso que é utilizada tem sido relatada a 30%, no entanto concentrações entre 20% e 40%, geralmente permitem um estado de sedação e analgesia desprendida sem qualquer perda de consciência ou perigo de reflexos laríngeos obtundos. Se após um período de relaxamento os doentes se tornarem inquietos e apreensivos, ou se começarem a queixar-se de náuseas ou tonturas, isto é geralmente uma indicação de que o nível de óxido nitroso é demasiado elevado e o doente está a ficar demasiado sedado. A percentagem de óxido nitroso deve ser reduzida em etapas de 5%, o paciente tranquilizado e mantido um nível de sedação mais adequado até que o procedimento operatório esteja completo. Se em qualquer altura o doente se tornar vidrado e não responder ao interrogatório, provavelmente está a entrar nas fases iniciais da anestesia e a resposta imediata deve ser a de reduzir o nível de óxido nitroso e fornecer 100% de oxigénio. Uma vez atingido um nível adequado de sedação, pode ser administrada anestesia local. O efeito analgésico do óxido nitroso pode tornar as injecções anestésicas locais menos desconfortáveis, mas ainda é uma boa prática utilizar também um anestésico tópico. A administração de óxido nitroso e oxigénio deve continuar durante todo o período operatório e o tratamento deve ser acompanhado de tranquilidade e encorajamento contínuos. O grau de sedação pode cair ligeiramente durante o tratamento, uma vez que pode haver um grau de respiração bucal, diluindo efectivamente a mistura gasosa. Isto pode ser corrigido encorajando o doente a respirar pelo nariz ou cessando temporariamente o tratamento dentário e pedindo ao doente para fechar a boca e respirar nasalmente durante alguns minutos. Em caso algum deve um suporte dentário ser utilizado para manter a boca do paciente aberta durante o tratamento de rotina. Se um paciente não conseguir manter uma boca aberta, é sinal de que está demasiado sedado.

Monitorização

É essencial monitorizar o estado clínico do paciente durante todo o período de sedação com óxido nitroso. A monitorização clínica da taxa e profundidade respiratória, pulso, cor, nível de sedação e capacidade de resposta são obrigatórios. Contudo, num paciente saudável, não é necessário complementar a observação clínica com monitorização electromecânica. A oximetria de pulso e a medição da pressão sanguínea durante a analgesia relativa só são indicadas nos cuidados a doentes medicamente comprometidos, especialmente os que sofrem de insuficiência cardíaca. É útil tê-los disponíveis, no entanto, em caso de complicações.

Recuperação

Quando o tratamento dentário está completo, o fluxo de óxido nitroso é interrompido e é administrado oxigénio a 100% durante aproximadamente dois a três minutos até o paciente sentir que a sedação se esgotou. O objectivo disto é principalmente evitar a 'hipoxia de difusão', uma condição que resulta do rápido escoamento de óxido nitroso através da membrana alveolar quando o fluxo de gás de entrada é interrompido. Isto pode diluir a percentagem de oxigénio alveolar disponível para absorção em até 50%, embora o risco de hipoxia de difusão severa e ameaçadora da vida seja muito baixo. A administração de oxigénio a 100% neutraliza a potencial dessaturação causada pela hipoxia de difusão. Finalmente, o paciente é convidado a remover a máscara facial e é lentamente levado de novo para a posição vertical.

Descarga

Após um período de cerca de 10-15 minutos, o paciente está normalmente apto a ter alta. O médico dentista deve verificar se o paciente é coerente, está de pé e pode andar sem ajuda. As crianças devem ter alta aos cuidados de um adulto, com instruções pós-cirúrgicas escritas. Os pacientes adultos podem ser deixados em casa desacompanhados uma vez que o médico dentista tenha confirmado a sua aptidão física para receber alta.

Registos de sedação

O procedimento de sedação por inalação realizado deve ser totalmente documentado nos registos do paciente e deve incluir detalhes da percentagem de oxigénio e óxido nitroso fornecido, o caudal dos gases, o nível de cooperação do paciente e o facto de 100% de oxigénio ter sido administrado antes da descarga. Uma folha de registo detalhando a informação necessária.

Segurança e complicações da sedação por inalação

A sedação por inalação com óxido nitroso e oxigénio tem um excelente registo de segurança. Até à data, não se registaram casos de morbilidade ou mortalidade significativas decorrentes desta forma de sedação no Reino Unido. Desde que o médico dentista e a enfermeira assistente sejam adequadamente treinados, os pacientes sejam cuidadosamente seleccionados e seja utilizado o equipamento correcto com características de segurança específicas, então a sedação por inalação é uma técnica muito segura e eficaz. As principais complicações associadas à sedação por inalação podem ser divididas em efeitos agudos e crónicos.

Efeitos agudos

Os efeitos agudos estão associados com o paciente e incluem:

J Sedação excessiva

J Hipoxia de difusão

J Hipersensibilidade indevida ao óxido nitroso *J* Emergências médicas .

Efeitos crónicos

Os efeitos crónicos estão associados à exposição crónica do pessoal dentário ao óxido nitroso e têm sido considerados . Os dados disponíveis não suportam a noção de que a exposição a quantidades vestigiais de óxido nitroso está associada a alterações bioquímicas. Embora nenhuma relação de causa e efeito tenha sido firmemente estabelecida, a exposição ao gás deve ser minimizada.

Reduzir a poluição por óxido nitroso: Para manter a poluição por óxido nitroso a um mínimo na cirurgia dentária, há uma série de recomendações a seguir:

• Scavenging activo - O scavenging activo de gás é um requisito legal durante o fornecimento de sedação por inalação com óxido nitroso no Reino Unido. A definição reconhecida de um sistema respiratório de exaustão dentária activa é um caudal de ar de 45 litros/minuto na capota nasal, que permite a remoção de gás residual através da aplicação de aspiração de baixa potência no membro expiratório do circuito respiratório.

• Procura passiva - Outras formas de reduzir os níveis de vestígios de óxido nitroso incluem a abertura de uma janela ou porta e a utilização de ventilação activa do ventilador ao nível do chão para o exterior do edifício.

• Técnica apropriada - Selecção apropriada do paciente, boa vedação da máscara nasal, minimização da conversa do paciente durante o tratamento. Existe um requisito legal para que os cirurgiões dentários cumpram os regulamentos de saúde e segurança. Devem ser tomadas todas as medidas para minimizar a exposição desnecessária do pessoal ao óxido nitroso. As mulheres grávidas e as que tentam conceber não devem ser autorizadas a trabalhar numa cirurgia em que o óxido nitroso esteja a ser utilizado. É imperativo que seja escrito e respeitado um protocolo clínico relativo à questão da utilização segura do óxido nitroso/sedação por inalação de óxido nitroso. Apesar de todas as precauções necessárias e da habilidade necessária na utilização da sedação por inalação, é uma técnica que é experimentada e testada e que a maioria dos pacientes considera útil na gestão da ansiedade ligeira. É provável que a sua utilização continue a ser mais popular nas crianças mas, tal como acontece com os sedativos orais, a analgesia relativa oferece à maioria dos doentes uma abordagem não ameaçadora da sedação.

Isoflurano

O isoflurano (éter difluorometílico 1-cloro-2,2,2-trifluoroetil) foi sintetizado por R.C. Terrell durante os anos 60, e é agora amplamente utilizado como agente inalatório no Reino Unido e na maioria dos países desenvolvidos. O isoflurano é um medicamento quiral, que é administrado clinicamente como uma mistura racémica de R(-) e S(+) isoflurano. Em alguns estudos *in vitro* e *in vivo*, o enantiómero S(+) é 40-100% mais activo do que o enantiómero R(-).

Propriedades gerais

O isoflurano é um líquido incolor volátil que ferve a 48,5 °C e não é inflamável a concentrações anestésicas normais. É extremamente estável à temperatura ambiente e não se decompõe na presença de luz nem reage com cal hidratada com soda. O seu coeficiente de partição óleo-gás a 37°C é de 98, e o seu valor MAC aos 40 anos de idade é de 1,17% v/v em oxigénio.

O isoflurano é relativamente insolúvel e tem um baixo coeficiente de partição sanguínea e gasosa (1,4). Consequentemente, a indução da anestesia é geralmente rápida e o nível de anestesia é facilmente controlado. Infelizmente, o isoflurano pode causar problemas (por exemplo, obstrução respiratória) durante a indução da anestesia. São necessárias concentrações inalatórias de 2-4% para a indução, e 1- 2% para a manutenção da anestesia. O isoflurano tem propriedades analgésicas quando administrado em concentrações subanestésicas (0,5%) e tem sido utilizado para fornecer analgesia para curativos de queimaduras.

Efeitos respiratórios

Durante a ventilação espontânea, o isoflurano causa depressão respiratória, que é normalmente revertida por estimulação cirúrgica. A frequência respiratória aumenta, o volume corrente diminui e o volume minuto é reduzido. Em sujeitos que respiram espontaneamente, o PaCO2 aumenta e a resposta do ventilador ao dióxido de carbono é diminuída. As respostas respiratórias à hipoxia e à vasoconstrição pulmonar hipóxica também são deprimidas. O isoflurano tem um odor ligeiramente pungente e etéreo; irrita as vias respiratórias superiores, mas não causa broncoconstrição em sujeitos normais. O isoflurano tem efeitos broncodilatadores suaves e causa uma depressão reversível na produção de muco.

Efeitos cardiovasculares

Coração

O isoflurano tem pouco ou nenhum efeito directo no coração, e as concentrações anestésicas (1-1,5 MAC) causam apenas uma ligeira queda na contratilidade miocárdica e no volume do AVC. O isoflurano causa vasodilatação periférica e baixa a pressão arterial, mas tem apenas ligeiros efeitos depressivos na função barorreceptora. Consequentemente, a actividade simpática reflexa é aumentada, e há um aumento variável da taxa de pulso, que normalmente mantém o débito cardíaco acima dos níveis pré-operatórios. Em indivíduos mais jovens, pode haver uma taquicardia considerável. Nos idosos, os reflexos barorreceptores são frequentemente deprimidos e pode ocorrer pouca ou nenhuma alteração na frequência de pulso. Nessas condições, o débito cardíaco pode diminuir. Em geral, o isoflurano não afecta a condução AV ou o ritmo cardíaco, embora possa prolongar o aumento do tempo de condução produzido pelo bloqueio beta adrenérgico ou pelos bloqueadores dos canais de cálcio. Além disso, o isoflurano não sensibiliza significativamente o coração para a adrenalina ou outras catecolaminas.

Vasos sanguíneos periféricos

O isoflurano diminui a resistência periférica e é um potente vasodilatador (particularmente em concentrações mais elevadas). Em muitos leitos vasculares, mantém ou aumenta o fluxo sanguíneo e, portanto, permite uma melhor oxigenação dos tecidos. Na circulação cerebral, baixas concentrações de isoflurano (<1 MAC) não aumentam o fluxo sanguíneo cerebral ou a pressão intracraniana, embora uma vasodilatação significativa possa ocorrer com concentrações mais elevadas. Há pouco ou nenhum comprometimento da auto-regulação cerebral ou da resposta ao CO2, e o isoflurano é normalmente usado como agente inalatório em neurocirurgia.

Vasos sanguíneos coronários

A utilização de isoflurano em doentes com doença arterial coronária é controversa. O isoflurano é um potente vasodilatador coronário, e tem sido sugerido que o medicamento pode causar redistribuição de sangue na circulação coronária ("roubo coronário"), e assim induzir a isquemia do miocárdio. Neste fenómeno, o sangue é desviado de uma área do miocárdio com perfusão inadequada para uma área com perfusão relativamente normal por dilatação da vasculatura coronária. Estudos em animais experimentais com vasos coronários estenosos sugerem que o isoflurano reduz o fluxo sanguíneo através do segmento estenosado, mas aumenta a perfusão na vasculatura normal. No entanto, o isoflurano parece ter pouco ou nenhum efeito sobre a incidência global de episódios isquémicos ou mortalidade associada à cirurgia de bypass. Outros factores modificam o fluxo sanguíneo miocárdico e, assim, afectam a incidência de isquemia intra-operatória. Hipotensão e taquicardia podem induzir isquemia miocárdica, particularmente se a relação entre a tensão arterial média e a frequência cardíaca cair para menos de 1. Estes efeitos não são raros durante a anestesia com isoflurano devido à vasodilatação periférica e ao aumento do reflexo na frequência cardíaca. Consequentemente, o isoflurano é por vezes evitado em doentes com doença coronária grave, particularmente quando associado a insuficiência ventricular esquerda. Em doentes susceptíveis, é claramente importante que a pressão arterial seja mantida, e que a taquicardia seja evitada.

Outros efeitos

O isoflurano causa relaxamento muscular voluntário e aumenta os efeitos dos relaxantes musculares não-despolarizantes. O fenómeno deve-se aos efeitos centrais, bem como às suas acções periféricas sobre o músculo voluntário. A potencialização desaparece rapidamente quando a anestesia é descontinuada. O isoflurano deprime a actividade cortical do EEG e não induz a actividade eléctrica anormal ou convulsões. Também causa relaxamento do músculo liso uterino, mas pode ser usado em baixas concentrações (0,5 0,75%) para prevenir a sensibilização durante a cesariana.

Metabolismo e toxicidade

O isoflurano é principalmente eliminado inalterado e apenas 0,2% da dose é metabolizado por sistemas de enzimas hepáticas (principalmente CYP 2E1). Os principais metabolitos são ácido trifluoroacético, iões flúor e pequenas quantidades de outros compostos fluorados. Os níveis máximos de flúor inorgânico são aproximadamente 5 micromol L-1. Mesmo quando são administrados agentes indutores de enzimas hepáticas, estes nunca são suficientemente elevados para causar danos renais.

<u>Sevoflurane</u>

O Sevoflurano (1-trifluorometil-2,2,2-trifluorometil monofluorometil éter) foi sintetizado nos anos 70, mas a sua introdução na prática clínica foi atrasada, devido à ocorrência de toxicidade em animais experimentais. Foi inicialmente utilizado como agente inalatório no Japão e é agora amplamente utilizado no Reino Unido, particularmente na prática pediátrica.

Propriedades gerais

O Sevoflurano é um líquido incolor volátil que ferve a 58,5 °C, e a sua pressão de vapor a 20 °C é de 160 mm Hg (21,3 kPa). É não inflamável no ar e relativamente estável à temperatura ambiente. O Sevoflurano é relativamente insolúvel no sangue e tem um baixo coeficiente de partição sangue-gás (0,65); é ligeiramente mais solúvel que o óxido nitroso e o desflurano. Uma vez que os seus coeficientes de partição tecido-sangue também são baixos, a indução e recuperação da anestesia são extremamente rápidas, e o nível de anestesia é facilmente controlado. O Sevoflurano é menos solúvel do que o isoflurano nos componentes plásticos e de borracha dos circuitos anestésicos, o que é uma vantagem nos sistemas de baixo fluxo. O Sevoflurano tem um coeficiente de partição óleo-gás a 37°C de 53, e o seu valor MAC aos 40 anos de idade é de 1,80% v/v em oxigénio. Consequentemente, é menos lipido-solúvel e menos potente que o isoflurano. São necessárias concentrações inalatórias de 5-7% para a indução, e 1-3% para a manutenção da anestesia. Quando administrado em concentrações subanaestésicas, o sevoflurano tem propriedades analgésicas. Ao contrário de outros agentes fluorados, o sevoflurano é parcialmente hidrolisado em contacto prolongado com a água, ou em exposição a bases fortes. A degradação do sevoflurano por cal soda e baralyme é dependente da temperatura, e resulta na formação de cinco produtos de degradação (compostos A, B, C, D e E). Apenas os compostos A e B são produzidos em condições encontradas na prática clínica. O composto A (pentafluoroisopropenil fluorometiléter, PIFE) pode causar necrose tubular renal quando administrado a ratos em concentrações de 50 ppm durante 3 horas, ou 200 ppm durante 1 hora. Estas concentrações são aproximadamente 2-8 vezes superiores aos níveis equivalentes produzidos nos circuitos anestésicos durante a anestesia. O aumento das quantidades de composto A é produzido por temperaturas elevadas, concentrações elevadas de sevoflurano e anestesia de baixo fluxo. São também mais elevadas com baralyme do que com cal soda devido às temperaturas mais elevadas que estão presentes. O composto A é conjugado com a cisteína e subsequentemente decomposto no rim pela beta-lise, resultando na formação de um metabolito tóxico. Durante a anestesia clínica, o composto B (pentafluorometoxiisopropil fluorometiléter, PMFE) é também produzido por cal soda ou baralyme. Na anestesia em circuito fechado, o composto B pode ser detectado em 70% dos pacientes, embora apenas quantidades vestigiais estejam presentes (menos de 1,5 ppm). O Sevoflurano é um análogo químico do isoflurano e contém 7 átomos de flúor por molécula. Ao contrário da maioria dos outros agentes fluorados, é um composto aciral e não tem actividade óptica.

Efeitos respiratórios

O Sevoflurano é um depressor respiratório e tem efeitos semelhantes a outros anestésicos inalatórios. Produz um aumento da frequência respiratória, com uma diminuição do volume corrente e do volume minuto. Em sujeitos com respiração espontânea, o $PaCO_2$ aumenta, e a resposta ventilatória ao aumento de CO_2 é deprimida. A depressão respiratória é normalmente reduzida ou diminuída por estimulação cirúrgica. O Sevoflurano tem um cheiro agradável e não irrita as vias respiratórias.

Efeitos cardiovasculares

Coração

O Sevoflurano tem pouco ou nenhum efeito directo sobre o coração. Embora a contratilidade cardíaca seja ocasionalmente deprimida, o débito cardíaco é normalmente mantido a níveis pré-operatórios. O ritmo cardíaco é normalmente estável e a taquicardia é pouco comum. O ritmo cardíaco e a condução AV não são normalmente afectados e as arritmias são extremamente raras. No entanto, o sevoflurano pode prolongar o aumento do tempo de condução produzido pelo bloqueio beta adrenérgico ou pelos bloqueadores dos canais de cálcio. Tal como outros éteres fluorados, não sensibiliza significativamente o coração à adrenalina ou outras catecolaminas.

Vasos sanguíneos periféricos

O Sevoflurano reduz a resistência vascular sistémica e diminui a pressão arterial. O fluxo sanguíneo é mantido ou aumentado na circulação esplâncnica e renal. A resistência vascular cerebral também é reduzida, e o fluxo sanguíneo cerebral pode aumentar ligeiramente. O Scvoflurano também aumenta o fluxo sanguíneo coronário, embora não pareça causar roubo coronário.

Outros efeitos

O Sevoflurano causa relaxamento muscular voluntário e aumenta os efeitos dos relaxantes musculares não-despolarizantes. Os efeitos na junção neuromuscular são semelhantes às concentrações equipotentes de isoflurano. Este fenómeno deve-se tanto a efeitos centrais como periféricos, e a potenciação desaparece rapidamente quando a anestesia é descontinuada. O sevoflurano, tal como outros anestésicos inalatórios, pode ser um agente desencadeador da hiperpirese maligna em indivíduos susceptíveis. O Sevoflurano também causa relaxamento do músculo uterino, embora sejam utilizadas pequenas concentrações durante a cesariana electiva. O Sevoflurano suprime a actividade do EEG e não causa actividade epiléptica durante a normocapnia ou hipocapnia. Concentrações mais elevadas (>2 MAC) podem aumentar a pressão intracraniana e diminuir a taxa metabólica cerebral em aproximadamente 50%. Em crianças, pode ocorrer inquietação, agitação e aumento da tosse.

Metabolismo e toxicidade

O Sevoflurano é metabolizado mais extensivamente do que outros éteres fluorados, e aproximadamente 3-5% do anestésico inalado é convertido em dióxido de carbono, fluoreto inorgânico e hexafluoroisopropanol pelo fígado. O metabolismo depende do CYP 2E1, que pode ser induzido pelo álcool etílico ou isoniazida, e possivelmente pela fenobarbitona. A indução enzimática aumenta a formação dos metabolitos do sevoflurano. Concentrações significativas de fluoreto plasmático (aproximadamente 20-50 micromol L-1) podem ocorrer durante a anestesia ou o período pós-operatório precoce. Os níveis são normalmente máximos a 1-2 horas e voltam ao normal dentro de 24-48 horas. O principal metabolito orgânico do flúor é o hexafluoroisopropanol, que é rapidamente convertido num conjugado de glucuronida com uma semi-vida relativamente longa (cerca de 55 h). A produção de fluoreto pode ser diminuída pelo disulfiram (um inibidor selectivo do CYP 2E1).

Desflurane

O desflurano (1-fluoro-2,2,2-trifluoroetil difluorometil éter) foi sintetizado nos anos 60, embora os estudos clínicos da sua adequação como anestésico por inalação só tenham começado em 1987. Está intimamente relacionado quimicamente com o isoflurano. O desflurano é também um composto quiral e é administrado clinicamente como uma mistura igual de dois estereoisómeros.

Propriedades gerais

O desflurano é um líquido extremamente volátil e incolor que ferve a 23,5 °C, e a sua pressão de vapor a 20 °C é de 669 mm Hg (88,3 kPa). Consequentemente, não pode ser administrado por meios convencionais, sendo necessário um vaporizador aquecido e pressurizado para a sua administração. É não inflamável e extremamente estável à temperatura ambiente e não se decompõe na presença de luz ou reage com cal hidratada ou baralyme. O desflurano é relativamente insolúvel no sangue e tem um coeficiente de partição do gás no sangue inferior a qualquer outro anestésico inalatório (0,42). Assim, a indução e recuperação da anestesia deve ser mais rápida do que com outros agentes inalatórios, e o nível de anestesia deve ser mais fácil de controlar. Infelizmente, a sua utilização clínica está associada a várias desvantagens. O coeficiente de partição óleo-gás do desflurano a 37°C é de 19, e o seu valor MAC em oxigénio é de 6,6% v/v, pelo que é menos potente do que outros agentes fluorados. São necessárias concentrações inalatórias de 6-9%

para a indução, e 4-6% para a manutenção da anestesia. Quando administrado em concentrações subanaestésicas, o desflurano tem propriedades analgésicas.

Efeitos respiratórios

O desflurano é um depressor respiratório, e tem efeitos na respiração semelhantes aos de outros anestésicos inalatórios, embora seja menos potente do que o isoflurano. Há um aumento da frequência respiratória e uma diminuição do volume corrente e do volume minuto. Na respiração espontânea, o $PaCO_2$ aumenta, e a resposta ventilatória ao CO_2 é deprimida. A depressão respiratória é geralmente reduzida ou diminuída pela estimulação cirúrgica. O desflurano tem um odor pungente, etéreo, em maior grau do que o isoflurano ou outros agentes inalatórios, e frequentemente causa irritação das vias respiratórias que limita a taxa de indução de anestesia inalatória. Consequentemente, o desflurano causa frequentemente um aumento da salivação, retenção da respiração, tosse ou laringoespasmo, e pode aumentar a incidência de hipoxemia durante a indução. Por estas razões, o desflurano é raramente utilizado para induzir a anestesia inalatória em crianças.

Efeitos cardiovasculares

Coração

Os efeitos do desflurano sobre o coração e a circulação são semelhantes ao isoflurano. Há frequentemente um aumento da frequência cardíaca, que mantém o débito cardíaco a níveis pré-anestésicos, e pode estar associado ao aumento da secreção de catecolaminas. Ocasionalmente, a contractilidade cardíaca é deprimida durante a anestesia e pode produzir colapso cardiovascular. O desflurano não afecta normalmente a condução AV ou o ritmo cardíaco, nem sensibiliza o coração para a adrenalina ou outras catecolaminas.

Vasos sanguíneos periféricos

O desflurano provoca vasodilatação periférica e baixa a pressão arterial, diminuindo a resistência vascular sistémica. Consequentemente, o fluxo sanguíneo é mantido ou aumentado na circulação esplâncnica e renal. A resistência vascular cerebral também é reduzida, e o fluxo sanguíneo cerebral pode aumentar (dependendo dos efeitos simultâneos na tensão arterial sistémica). O desflurano também aumenta o fluxo sanguíneo coronário.

Outros efeitos

O desflurano provoca o relaxamento do músculo voluntário e aumenta os efeitos dos relaxantes musculares não-despolarizantes. É aproximadamente equi-potente com outros éteres fluorados. O relaxamento do músculo voluntário deve-se tanto a efeitos centrais como periféricos, e a potenciação desaparece rapidamente quando a anestesia é descontinuada. O desflurano também causa relaxamento do músculo liso uterino e tem aproximadamente a mesma potência que o isoflurano. **Metabolismo e toxicidade**

Desflurano contém seis obrigações C-F relativamente estáveis, e apenas quantidades mínimas (aproximadamente 0,02%) são metabolizadas no homem. Após inalação, há um pequeno aumento nas concentrações de soro e trifluoroacetato de urina (embora os níveis sejam apenas 10-20% dos observados após o isoflurano). Há também ligeiros mas insignificantes aumentos de fluoretos inorgânicos e orgânicos. O metabolismo limitado é inteiramente mediado pelo CYP 2E1, e a indução enzimática com etanol ou isoniazida aumenta a formação de flúor. Uma vez que o desflurano é quase totalmente eliminado inalterado, a sua capacidade de produzir toxicidade hepática ou renal é extremamente limitada, e não há provas de que esteja associado a qualquer toxicidade celular ou orgânica. Em animais experimentais tratados com agentes indutores de enzimas, a anestesia repetida e prolongada do desflurano não produz quaisquer alterações histológicas ou histoquímicas significativas.

clorofórmio

Um ano após a introdução da anestesia com éter, a busca já tinha começado para outros agentes que pudessem anestesiar sem alguns dos problemas associados ao éter. Embora o éter fosse um anestésico notavelmente seguro, mesmo quando administrado por mãos destreinadas, havia desvantagens, incluindo inflamabilidade, indução prolongada, um odor desagradável que era persistente, e uma elevada incidência de náuseas e vómitos. James Young Simpson (1811-1870), um obstetra de Edimburgo, Escócia, usou éter em 1846, mas estava determinado a encontrar um melhor anestésico. Já em Janeiro de 1847, ele começou a experimentar uma variedade de diferentes solventes e líquidos voláteis.

Marie Jean Flourens (1794-1867) tinha usado clororm em cães enquanto estudava as fases de depressão do sistema nervoso central por clororm e éter. Simpson e um grupo de amigos souberam da surpreendente potência do clororm durante um jantar oferecido por Simpson a 4 de Setembro de 1847. O jantar foi seguido pela inalação experimental de drogas voláteis, e o uso de clorórmio foi seguido de estupor e coma em vários participantes, incluindo

Simpson. Simpson promoveu vigorosamente o clorórmio, e a sua utilização foi amplamente aceite em Inglaterra. Como obstetra, defendeu a sua utilização durante o parto e promoveu, juntamente com outros, o uso de analgésicos durante o parto. Inicialmente, as suas opiniões conflitavam com as das autoridades médicas, que o consideravam inseguro durante o parto, e com as das autoridades religiosas, que se lhe opunham por razões teológicas. Edimburgo tinha uma história negra sobre a questão do alívio da dor durante o parto. Em 1591, uma jovem mulher chamada Euphanie Macalyane foi queimada viva como castigo por procurar alívio da dor durante o parto. A sua sentença foi por ordem directa do Rei da Escócia, James VI (1567-1625). Simpson não era um homem tímido e enfrentou a controvérsia religiosa com citações directas da Bíblia que pareciam apoiar as suas opiniões (Génesis 2, 21: "e o Senhor Deus fez cair um sono profundo sobre Adão, e ele dormiu: e tomou uma das suas costelas, e fechou a carne em seu lugar").

O clorórmio foi amplamente utilizado em Inglaterra, mas desenvolveu-se uma controvérsia sobre a sua segurança, particularmente em assuntos de outra forma saudáveis, aqueles em que um médico não anteciparia quaisquer dificuldades. Foram formadas várias comissões e comissões, nomeadamente as duas comissões Hyderabad (1888 e 1890), para investigar a relativa segurança do clorormenta. No final do século XIX, Hyderabad, uma cidade no meio do subcontinente indiano, era a capital do estado independente de Hyderabad, governado pelo Nizam Mir Mehboob Ali Khan.

O Nizam foi persuadido a subscrever uma investigação animal sobre a segurança da anestesia por parte do Major Edward Lawrie (1846-1915), director da Escola Médica Indiana em Hyderabad. Lawrie tinha uma crença preconcebida na segurança do clorórmio, e os resultados dos seus estudos concluíram, compreensivelmente, que o clorórmio era inteiramente seguro se ministrado de acordo com os seus métodos. O agente continuou a ser utilizado durante várias décadas, mas o seu lento desaparecimento foi iniciado em 1894, quando Leonard G. Guthrie relatou vários casos de hepatotoxicidade retardada do cloro em crianças. O uso futuro da anestesia com clorórmio foi condenado após os estudos de A. Goodman Levy (1856-1954), que demonstrou que a combinação de anestesia com clorórmio leve e adrenalina produziu fibrilação ventricular fatal em animais experimentais, explicando assim a morte súbita e desconcertante de vários sujeitos saudáveis a quem foi administrado anestésico com clorórmio.

CONCLUSÃO

A sedação consciente é uma ajuda importante para o médico na gestão da dor e da ansiedade no paciente dentário. É o método mais conveniente e atraumático de controlo da dor e amplamente aceite pelos pacientes.

REFERÊNCIAS

® N.M. Girdler, C.M. Hill, K.E. Wilson. Sedação clínica em odontologia. 1ˢᵗ edição 2009. wiley blackwell publications.

® T.N. Calvey e N.E. Williams . Principles and Practice of Pharmacology for Anaesthetists, Quinta Edição.2008

® S. F. Malamed .Sedation - Um guia para a gestão de pacientes. 4ª edição

® Ronald D. miller. Os conceitos de anestesia da MilIar. 7ᵗʰ edição, Volume 1,2009.

® NJH Davies. Lee's synopsis of anesthesia, 13ᵗʰ edição.2006

® Anestesia em odontologia, DCNA, vol. 43, n.º 2, Abril de 1999.

® BJOMS, 1999, vol. 37, pg. 472-476

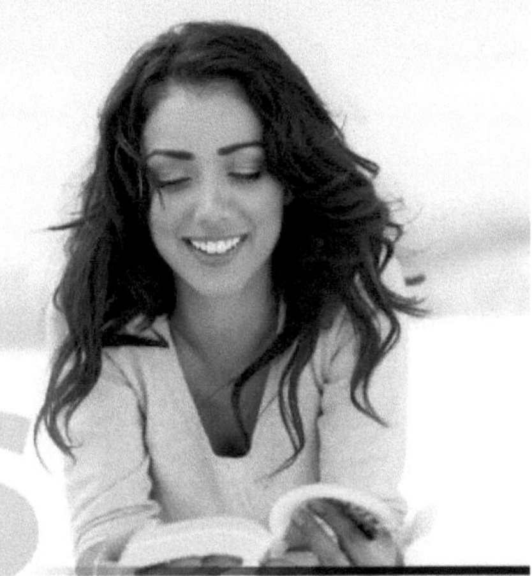

yes
I want morebooks!

Buy your books fast and straightforward online - at one of world's fastest growing online book stores! Environmentally sound due to Print-on-Demand technologies.

Buy your books online at
www.morebooks.shop

Compre os seus livros mais rápido e diretamente na internet, em uma das livrarias on-line com o maior crescimento no mundo! Produção que protege o meio ambiente através das tecnologias de impressão sob demanda.

Compre os seus livros on-line em
www.morebooks.shop

info@omniscriptum.com
www.omniscriptum.com

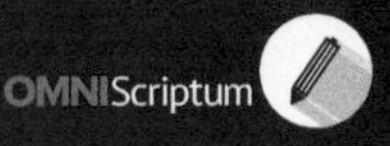

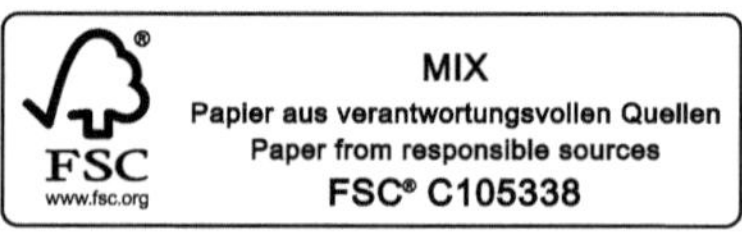

Printed by Books on Demand GmbH, Norderstedt / Germany